后牙冠桥的殆接触

徐 军 等著

编委会

主 任 徐 军

编 委 葛春玲 张 磊 潘 洁 李思雨 路 阳
毛 红 杨 坚 张 豪 刘建彰

人民卫生出版社

图书在版编目 (CIP) 数据

后牙冠桥的𬌗接触／徐军等著. —北京：人民卫生
出版社，2010. 12
ISBN 978-7-117-13517-7

Ⅰ. ①后…　Ⅱ. ①徐…　Ⅲ. ①牙体 – 修复术
Ⅳ. ①R783.3

中国版本图书馆CIP数据核字（2010）第198746号

门户网：**www. pmph. com**	出版物查询、网上书店	
卫人网：**www. ipmph. com**	护士、医师、药师、中医 师、卫生资格考试培训	

后牙冠桥的𬌗接触

著　　者：徐 军　等
出版发行：人民卫生出版社（中继线 010－59780011）
地　　址：北京市朝阳区潘家园南里19号
邮　　编：100021
E - mail: pmph @ pmph.com
购书热线：010-59787592　010-59787584　010-65264830
印　　刷：北京盛通印刷股份有限公司
经　　销：新华书店
开　　本：710×1000　1/16　印张：4
字　　数：83千字
版　　次：2010 年 12 月第 1 版　2018 年 5 月第 1 版第 2 次印刷
标准书号：ISBN 978 - 7 - 117 - 13517 - 7/R · 13518
定　　价：27.00元

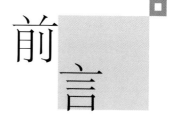

前言

　　在口腔专业，做一个后牙冠，通常被认为是轻而易举的事情，有的说90秒就能做出一个冠的预备体，在各级教学、晋级的考试中，后牙冠也都被安排在了初级水平的范围内。除了口腔修复专业外，其他专业也有在治疗完成后，顺便就把患者牙冠做了。"把牙一磨，模子一取，有什么难的？"但是，那些冠的预后如何呢？有没有掉的、牙折的、崩瓷的、磨漏的、刺激牙龈的、引起牙周炎的，甚至牙拔除的？有没有食物嵌塞的、咬合不适的、对牙齿过度磨耗的？引起殆紊乱、牙齿创伤、引起关节紊乱病的？估计没有说没有的，但如果有，有多少，原因是什么？有没有作详细分析呢？冠该不该做，该不该这时做，该做成什么样呢？

　　上面列举的有可能出现的13种问题中，有12种有可能与冠与牙齿接触的设计有关。平时之所以感觉不到问题的严重性，是因为口颌系统作为一个缓冲系统，耐受了很多压力，因而在不知不觉中犯下了大大小小的错误。当某环节耐受不了而出了问题时，患者的症状则是在提出警示。

　　病例1：患者，62岁，7̲] 冠舌侧半缺损到龈下，颊侧半无松动，X线片示根尖有阴影；6̲^MO] 缺损，无松动，X线片示根尖周正常。治疗史：拔除 7̲]，6̲] 做冠，一年后，在治疗其他牙时发现，6̲] I° 松动。拍X线片示颊根牙周膜增宽。咬合检查：6̲] 正中咬合不高、侧方无干扰，右侧 6543̲] 组牙功能殆。是治疗设计有错误还是其他什么原因造成了 6̲] 的松动呢？

病例2：患者，57岁，⌊6因龋病引起牙髓炎，做了根管治疗，因缺损较大，又做了全冠，戴冠后有咬合不适。做冠的医生检查咬合不高便建议找做根管治疗的医生。牙髓科的医生看片后认为根充很完善，建议找牙周科医生治疗。牙周科医生一看，没有牙龈炎，X线片示牙槽骨高度略有降低，近中颊根水平骨吸收有1/2了，但骨硬板在，没有牙周炎，牙不松。牙周科医生又该转诊给谁呢？

只要有牙体缺损，就会有做冠的适应证。但用于修复牙列缺损的固定桥，却会越来越多地被单个种植牙取代。

后牙固定桥因牙体预备的量大，其他可替代的预备量小的修复方法一直应用得很广泛。各种可摘局部义齿、粘接桥等，都比固定桥的牙体预备量要少很多。因此，从患者牺牲的牙体量与余留牙体的抗力等方面考虑，后牙固定桥也是最应该"精工细作"的修复体之一，𬌗接触的设计也是应该慎之又慎的。

这些年来，虽然国内外𬌗学方面的书出了一些，但是具体到不同患者的后牙冠或桥的𬌗接触应该如何设计？从中找不到可以指导临床的理论与做法。临床上的常规操作中也没有形成相应的规范与要求，甚至设计单上都不包括这一项。𬌗接触的设计实际上成了技师的事。但是，技师拿到的是模型，看不出牙体缺损的情况，看不出骨吸收的情况……。技师只能根据自己对牙体解剖学与𬌗学的理解来建𬌗，但技师即使精雕细刻做出的𬌗面形态也难保在临床上不被调得面目全非。

固定修复的目的是为了建𬌗，不论用了何种高深的理论与先进的修复手段，𬌗与咬合最终都是通过一个个冠与桥的𬌗接触实现的。但𬌗接触，不应是在修复过程的最后才被略加考虑的事情。为此，思考了几年之后，写了这本小书，不足之处，敬请同仁们作出批评指正。

徐　军

2009 年 12 月 8 日于金水源

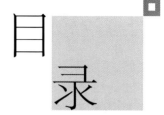

目录

一　基本概念

后牙冠、桥的殆接触为什么还需要设计?

后牙冠的殆接触——是后牙冠殆面与对殆牙殆面之间的接触。

在一个冠的殆面,如果不用殆纸的颜料做标记,牙与牙殆面之间的接触是看不到的;通常将殆纸的颜料所标记出的上下牙殆接触的位置,叫做殆接触。开口时分开看,是几何意义的点。但是,我们必须意识到:这些点在殆接触的瞬间是咀嚼肌在几公斤至几十公斤范围内做功时力的作用点。

力的大小与方向也是看不到的,人的肉眼不具备这种能力,我们只能看到力作用后的结果。力学界想了个办法,用双折射材料将力冻结起来,在偏振光场里使力可以被看到。但双折射材料不能真用来做全冠,只能用来做模型研究。因为看不到,等到力造成了不良后果才意识到可能就晚了。如牙折了,永远不可能再长上。为此,遵循一定的规律,用来分析什么样的殆接触不会造成创伤,是有必要的。

殆接触不高即可,是非常通行的做法。但即使在锤造冠年代也有人把冠的殆接触做得不错。20世纪70、80年代,白松岩技师做的锤造冠无论是殆面的外形还是殆接触部位,比现在一些铸造冠要好

很多。冠的殆接触不好不一定是技师的错,把殆接触不好的冠戴走却肯定是医生的错。殆接触的设计不是技师的事,医生应把自己的设计写成医嘱,交代给技师;技师也应意识到,任意雕刻殆面的外形固然是不对的。仅根据同名牙外形、对殆牙外形来做也是不全面的,要遵医嘱进行制作,因为,要做冠的这颗牙与原来不一样了。

殆接触会使相对殆的牙受力并承受反作用力,力量再下传至预备体、牙根、牙周、肌肉及关节。所谓良好的殆接触,应是遵循了受力←→抗力这一对矛盾中的规律:即在基本满足功能要求的前提下,让受力<抗力。牙列中需要做冠的牙,主要是牙体、牙周与牙根发生了变化。①要做冠的牙,牙体必然有了缺损,不得不做的牙体预备又造成了进一步的缺损。与产生缺损前相比,抗力必会下降而不可能增强。那么,我们如何既尊重这一力量对比的变化,减小牙体的受力;但同时又必须完成咀嚼功能并保证对殆牙殆关系的稳定呢? ②要做冠的牙,牙周也会有些变化,或兼有牙周支持组织的丧失。如牙体缺损至龈下,为边缘设计需做冠延长术;牙髓牙周联合病变等都会导致不同程度的牙周支持组织的丧失。与以前正常时相比,牙周支持能力必会下

降而不可能增强。那么，如何在恢复咬合、恢复功能的同时能让牙周的受力不造成进一步的创伤，可以与冠一起长期协调的工作？③要做冠的牙，牙根也会有些变化。根面、根壁的龋坏，折裂时对根壁的波及；根管治疗（RCT）时的预备与受力；失髓后的无营养状态等，都会导致牙根抗力的下降。那么，如何在做冠建立殆接触受力后避免根折的发生？所以，牙体缺损后，原有的殆接触部分或全部丧失；完成牙体预备后原有的殆接触全部丧失；再加上牙体、牙周、牙根抗力的下降；做冠时要进行殆接触的设计应该是很自然的事情。

因为第一磨牙的重要性及发生龋坏缺损的概率较高，以下章节的分析内容多以第一磨牙为例来说明，其他后牙的规律也大致是相同的。

后牙桥的殆接触——是后牙桥殆面与数个对殆牙殆面之间的接触。

初步确定为后牙固定桥适应证的，再经仔细分析基牙的情况选择好基牙后，才应进行固定桥的设计。殆接触的设计应是在较完善的固位体的设计、桥体的设计、连接体的设计基础上更为细致的事情。

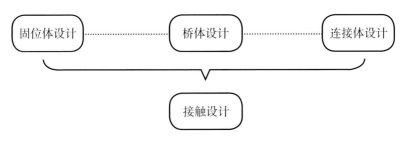

一个后牙桥，既不等同于几颗天然牙，也不等同于几颗相邻的后牙冠。其殆接触的设计也应是有特殊考虑的。桥体与前后固位体一起，将前后基牙连成了一个特殊的多根牙。这些根共同构成了所谓"基牙的支持能力"，即使牙根牙周组织是完全正常的，也需要将其与殆接触一起考虑。一个后牙桥即使桥体近远中距再短，其基牙的支持能力也会小于原牙位几颗牙的总支持力，而有多大支持力则承受多大的殆力应该是前者为后者定的最高极限，即**基牙的最大支持力是固定桥能承受殆力的最高极限**。平时后者应该小于前者才对。为此，在不同的缺损，不同的基牙选择时，小心谨慎地进行后牙桥殆接触的设计，使桥的受力不超过基牙的支持能力应成为后牙桥设计的内容之一。

但是，**要想实现殆接触的设计并不是一件容易的事情**。而实现不了的设计等于没设计。因为，殆接触的设计不是纸上谈兵，也不是一个单项要求，而是多项综合要求的高水准实现。在牙体预备完全合乎要求以后，对以下临床环节的要求是：

1. 取印模环节

（1）不能用铝托盘：如用铝托盘取模，材料凝固后，当倒凹较大时，印模材进入龈外展隙时，需用较大的力才可取出。这时，很可能造成托盘变形，托盘的变形会使印模材随之变形。因此，要用不锈钢托盘。

（2）要避免殆面出现气泡：否则不仅会影响殆关系，也会破坏殆面形态的完整性。用手术刀修整后，局部殆接触的范围、形态特征难以保证与原来完全一致。

（3）不能脱模：局部脱模也会引起很

大误差。脱模后复位回去灌出来的模型也是变形的，有脱模则需重取。

2. 取𬌗记录环节 做后牙桥，牙尖交错位（ICP）工作侧的𬌗记录是必须要取的，尖牙保护𬌗时与组牙功能𬌗5～7桥无8，4～6桥无7，前伸𬌗、侧方𬌗记录也应该有。可在尖牙侧方𬌗范围的外1/3处定点，取双侧侧方𬌗记录。

记录材凝固后取出，要削掉在口内与软组织接触的部位，并重新放回口内证实。

3. 暂时冠 必须要有，用于抑制被制备牙与对𬌗牙的过萌。因材料软，与对牙的𬌗接触范围越大越好，不高不低即可，修复体制作周期不宜超过2周。

4. 试戴粘固环节 暂时粘固剂彻底去除干净，试戴时就位要完全，调𬌗、抛光后，永久粘固时，就位要完全，粘固剂凝固后清洁彻底，并再次检查𬌗接触。

以上环节的累积误差如不大于100微米，技师制作环节也可以做到对高低的误差控制在这个水平范围。形态的雕刻是技师的长项，在𬌗关系正常时做到与同名牙现在的形态相同的𬌗面外形并不是一件难事。𬌗接触部位，如设计单上医嘱标示的明确要在哪个尖、哪条嵴、哪个面上建立𬌗接触，技师也能做到。较困难的是范围，在临床上或技工室内并不存在一种简便实用的方法能迅速确定每个𬌗接触部位的面积大小。𬌗面外形的不规则性，各种修复材料的熔涨、收缩特性，打磨、上釉、调𬌗的影响，使得𬌗接触范围很难准确的量化并保持不变。

对于𬌗接触，只考虑"高不高"的临床思维习惯是不符合𬌗学原理的。不高，是没有早接触，只达到了最基本的要求，但𬌗面不是单点接触，一点不高即可，𬌗面也不是单一平面，而是多曲面上的多

点都不仅不高而且不低才行，才能维持一颗牙的三维稳定。这时每个𬌗接触的部位即力点是否正确、准确；受力面积的大小；受力时间长短；力的分解传导方向等，都是应该加以考虑的。见以下流程说明，请注意顺序。

高低：不高不低是基本的要求
↓
部位：部位是力点
↓
范围：是受力面积
↓
形态：不仅是外观，力的时间、大小与传导方向，预备体的受力性质，均取决于此。

以下的图片（图1-1～图1-12），均是戴有后牙冠的牙列模型。冠在口内时金灿灿的外观或烤瓷逼真的颜色容易使人目眩。模型使其返璞归真后，从这些戴在不同性别、不同年龄、不同磨耗等级的人口内的、由不同的医生、在不同的时间、用不同的材质做的修复体中，不难发现以下特点：①它们与前后的邻牙不相像，很容易被识别出来；②它们与自己的同名牙不相同。

这些冠按目前的学术标准是合格的，按现行医疗标准更是优秀的。边缘密合，邻接触良好，咬合不高，仔细抛了光或上了釉。但它们不是医生进行了𬌗接触设计后由技师按照设计制作、实现了设计的结果。

列举如此多的实例是想说明这是一个很普遍的现象。与以下章节中作了𬌗接触设计的冠桥牙列模型作比较，便会看出区别来，后者如不仔细识别，看不出来哪颗是人造的，因为与前后邻牙相像，与同名牙基本相同。但这并不需要雕牙比赛般的刻意而为，只要按设计制作，实现了设计即可做到。

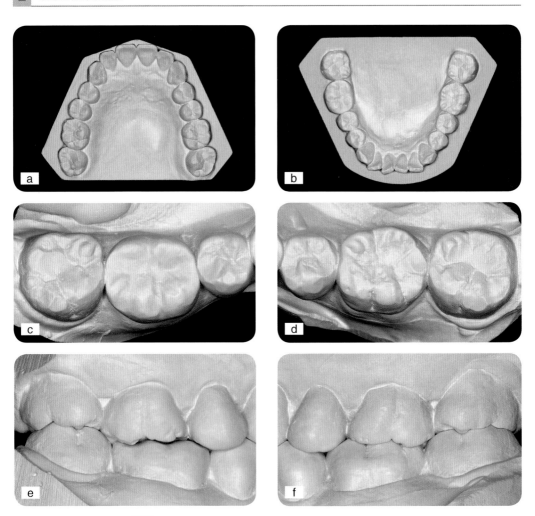

图1-1　刘××，男，28岁，⌐6⌐ 金铂合金烤瓷冠

a. 上颌模型；b. 下颌模型；c. 患侧𬌗面；d. 对侧同名牙𬌗面；e. 患侧颊面咬合；f. 对侧颊面咬合

(以下图片与此相同)

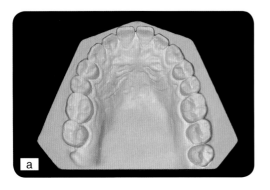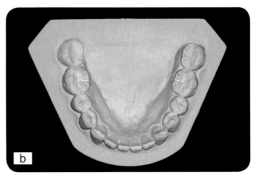

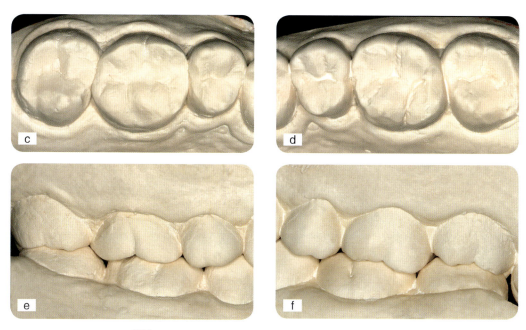

　　 图1-2　朱×，女，26岁，$\overline{6|}$镍铬合金烤瓷冠

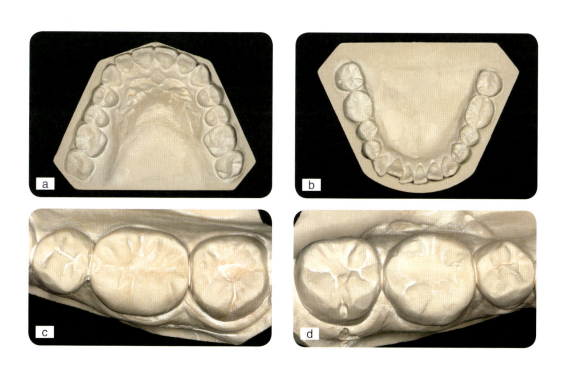

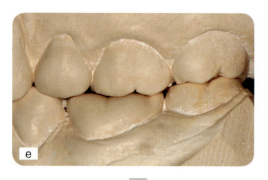
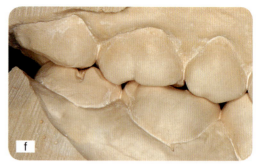

■ 图1-3 古××，男，30岁，6| 金铂合金烤瓷冠

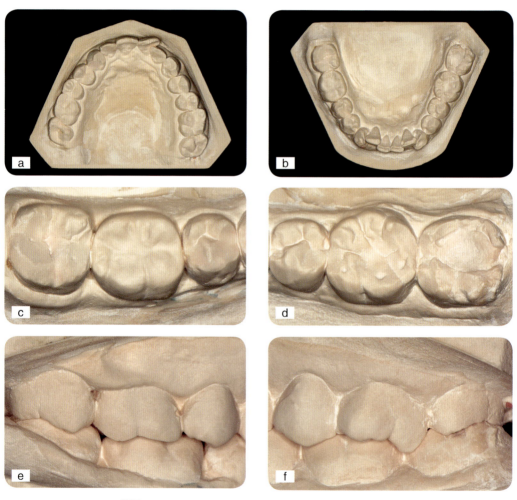

■ 图1-4 吴××，女，31岁，6| 金铂合金烤瓷冠

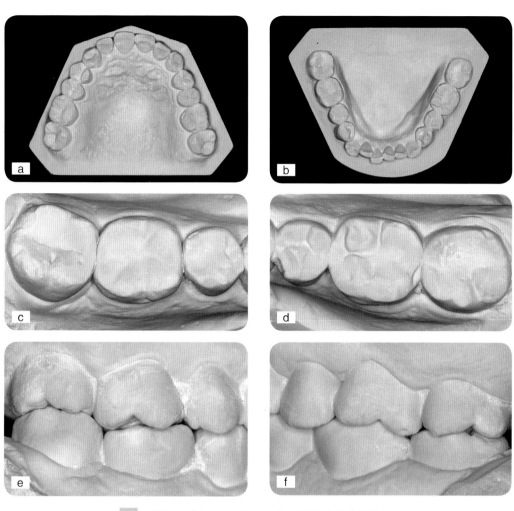

图1-5 刘××，女，38岁，6|镍铬合金烤瓷冠

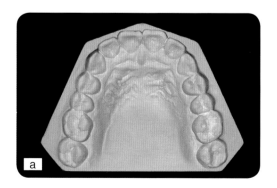 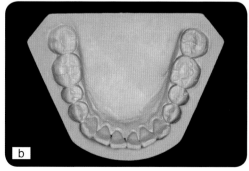

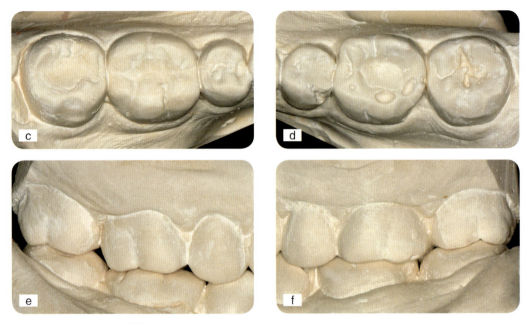

图1-6 张××，男，43岁，6|金铂合金烤瓷冠

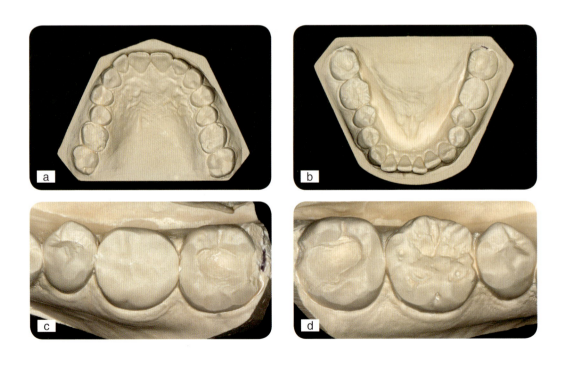

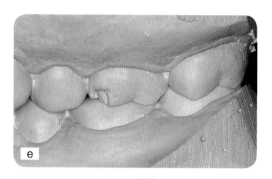
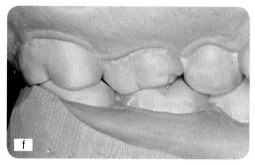

图1-7　刘×，女，40岁，⌐6 金钯合金铸造冠

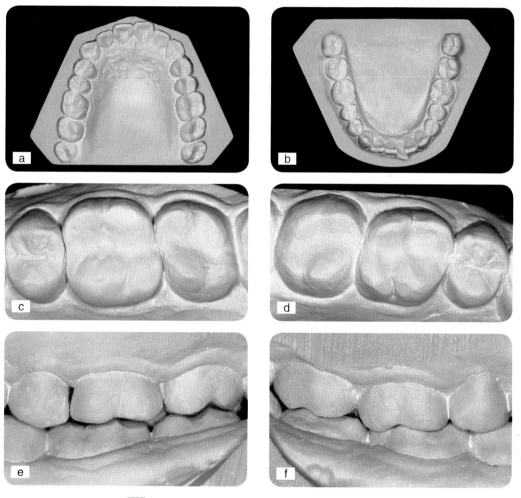

图1-8　王×，女，36岁，⌐6 镍铬合金烤瓷冠

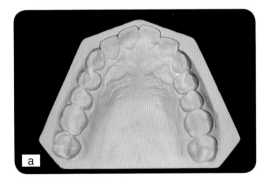

图1-9　吕××，男，43岁，┌6 镍铬合金烤瓷冠

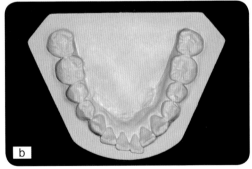

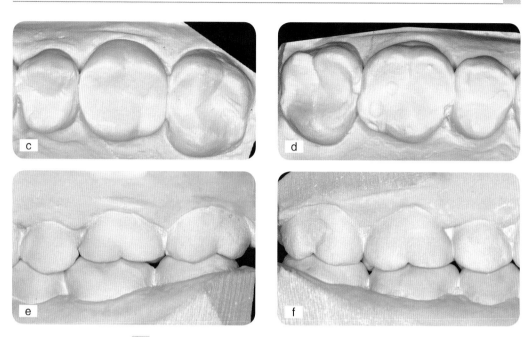

图1-10　礼×，男，34岁，⌐6 金钯合金铸造冠

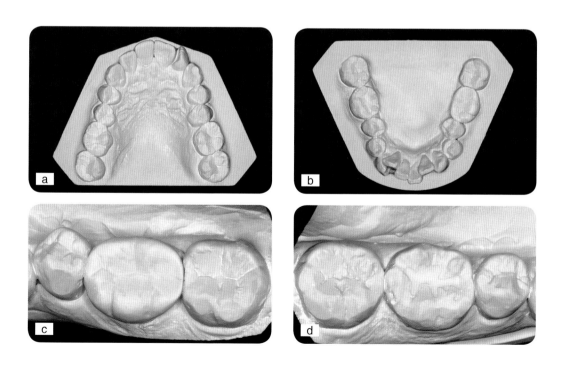

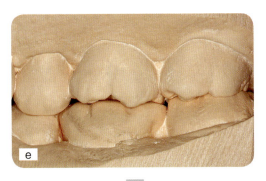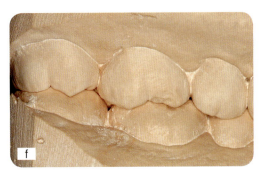

图1-11　迟××，男，33岁，$\overline{6}$ 金钯合金铸造冠

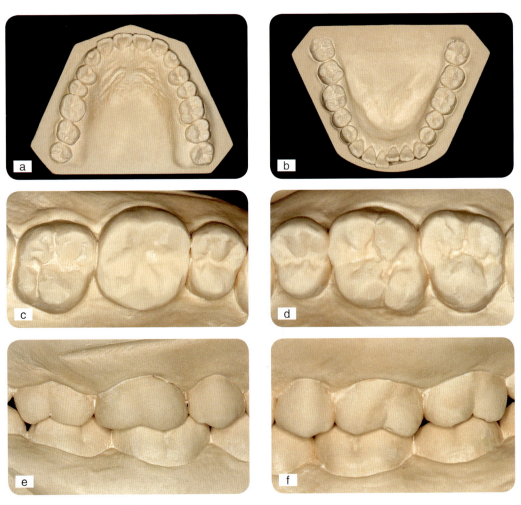

图1-12　廖××，女，25岁，$\overline{6}$ 镍铬合金烤瓷冠

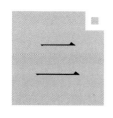

二 天然牙牙尖交错位时后牙的𬌗接触

能为后牙冠桥𬌗接触的设计提供一些借鉴。

在牙尖交错位，正常情况下的后牙，应该有一个什么样的𬌗接触？健康的牙在一个健康的牙列里时，这个问题似乎不用考虑，接触成什么样子都成。而且，它是变化的，这变化让所有的经典理论都难以与某位患者就诊时的情况完全对应起来。但是，做一个冠或桥如何建𬌗总需要一些理论指导，逻辑上是如按天然牙𬌗接触的要求，应设计成什么样，当有了缺损以后，再作减法。经典理论仍然是有借鉴意义的。

1. 第一磨牙的9点𬌗接触概念 源自Hellman。接触部位有一点处作了调整。

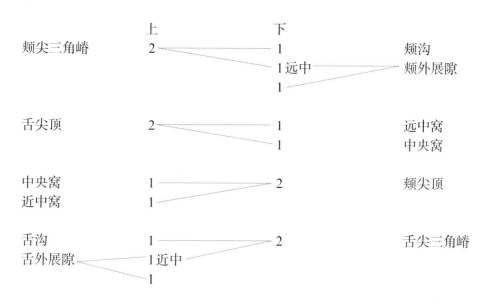

	上	下	
颊尖三角嵴	2	1	颊沟
		1远中	颊外展隙
		1	
舌尖顶	2	1	远中窝
		1	中央窝
中央窝	1	2	颊尖顶
近中窝	1		
舌沟	1	2	舌尖三角嵴
舌外展隙	1近中		
	1		

2. 简化的5点𬌗接触概念 全牙列从Hellman的138点简化到90点，又到76点，第三磨牙缺失则成为60点，时至今日，60点𬌗接触成为应用最普及的一种概念。

第一磨牙的𬌗接触则从9点被简化成了5点。这样，简化了上下对应关系，𬌗接触部位多在支持尖与中央窝等易产生轴向力的区域，实现起来也容易多了。

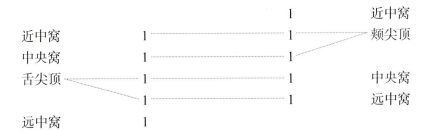

				1	近中窝
近中窝	1	———	1		颊尖顶
中央窝	1	———	1		
舌尖顶	1	———	1		中央窝
			1		远中窝
远中窝	1				

其他后牙的𬌗接触：不同的𬌗接触概念对前磨牙来说区别不大。必须有的𬌗接触部位如下。

上前磨牙：舌尖顶   1
          近远中边缘嵴   2

下前磨牙：颊尖顶   1
          近远中边缘嵴   2

还可能有的𬌗接触部位如下：上前磨牙；颊尖三角嵴   1

上下第二磨牙与第一磨牙相比，如发育形态接近，𬌗接触部位与点数应相同。第三磨牙缺失时，上第二磨牙的远中窝处可无接触。

3. 正常状态下天然牙会有的一些变化 第一磨牙的𬌗接触状态，因形态不同、磨耗不同、𬌗关系不同、𬌗运形式不同，也没有任何一个人会与另一个人的完全相同（图2-1～图2-18）。

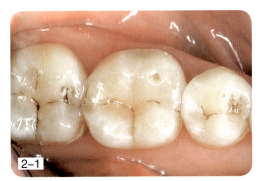

2-1

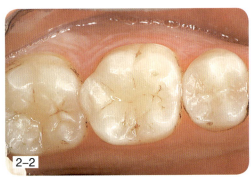

2-2

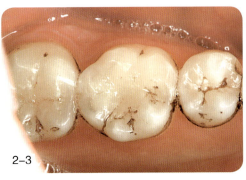

2-3

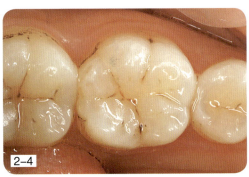

2-4

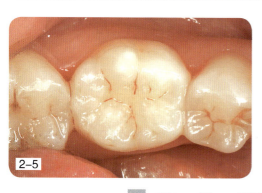
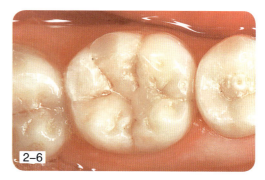

图2-1～图2-6　不同人下颌第一磨牙的殆面形态

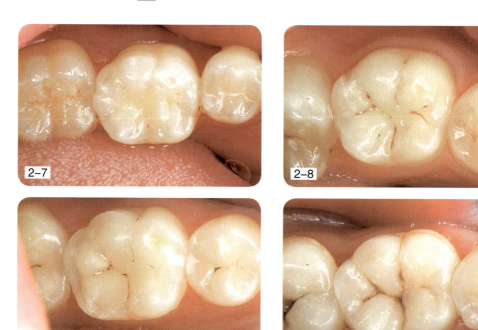

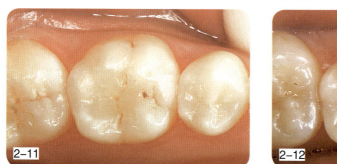
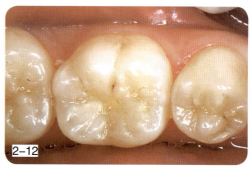

图2-7～图2-12　不同人下颌第一磨牙的殆面形态

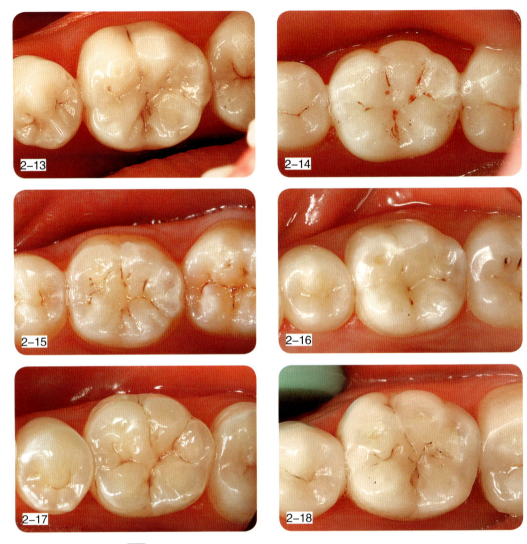

图2-13 ~ 图2-18 不同人下颌第一磨牙的𬌗面形态

（1）接触点数目的多少：接触点数目多于9点的可能性是很小的，介于5 ~ 9点之间的可能性最大，而少于5点也是有可能的。倾斜、扭转、拥挤、釉质发育不全等，都可能使第一磨牙的𬌗接触少于5点。

（2）接触点部位的变化：5点𬌗接触可以说是一个简化的理想的𬌗接触，部位最好。这样力量是轴向的，𬌗关系稳定，咀嚼效率高。但建𬌗一开始不全是这些部位、或仅仅在这些部位，后来也不会全是这样。

（3）接触点范围的变化：接触产生着𬌗磨耗，𬌗磨耗改变着𬌗接触的范围、部位及数目。上下牙齿𬌗面作为一个摩擦对，不磨耗是不可能的。建𬌗初期无明显磨耗时牙尖的各个面都是凸的，相对的𬌗接触易产生点式接触。产生磨耗后𬌗接触范围逐渐扩大，殆接触也是先呈小面式，后呈大面式,直至大部分殆接触连成一片。这时数目不易区分，部位连在一起，范围受磨耗程度的影响，数目受殆面形态与殆关系的影响。

所以，不同人殆接触的个性特征是不可能完全相同的，使得我们不可以以我们观察过的样本（哪怕有上万例）来决定出一个样本均值，用于以后所有要做冠的患者。

因此，不论9点的殆接触还是5点的殆接触，不可机械地照搬，而应参照该人的同名牙、前后牙、对殆牙，考虑该人的发育情况、磨耗情况、缺失牙量，饮食习惯、过萌情况、邻牙移位等就诊时的情况作出判断与设计；并要仔细检查，分析患者个性化的前伸与侧方殆运动形式，不能因个别冠的戴入改变患者多年产生的、已经习惯的下颌运动型，否则会对咀嚼肌的功能状态、颞下颌关节的受力产生影响。另外就是后边章节要讲到的牙体的变化、牙周的变化、牙根的变化等来加以考虑。

4. 简易殆图标记法 如何将设计的殆接触部位与范围告诉技师，大段的文字叙述显然是不方便的。在可以及时传输"殆面形态、殆接触部位与范围标识图"的方法普及之前，好在技师手里有模型可以观察形态，医生可以在技工单上再辅以一幅几秒钟就可画出来的简易殆图，帮助技师直观理解殆接触部位与范围的设计要求。殆图可有多种画法。也可把解剖学用的殆面外形图拿来用，但磨牙起码需要8张，双尖牙也需要8张，每次再根据牙位，从16张图中选，也有其不便之处。

（1）简易殆图：应简单易绘，易于辨认，可用于不同磨耗等级下、不同的设计概念或要求。但只标明部位，不代表形态。①磨牙：通过近远中沟、颊舌沟作十字，将磨牙分成4个象限代表4个尖，每个尖再分成4个区域共16个单元（图2-19）。这样无论上磨牙还是下磨牙、第一磨牙还是第二磨牙，殆面上的殆接触都可标在16个单元中的相对应的单元上。上第一磨牙近中舌尖大些，远中舌尖小些。可将近远中沟的竖道偏颊侧一些，颊舌沟的横道偏远中些，将近中舌尖的象限扩大。也可在远中舌尖过小时将其仅分成颊舌两个单元。这样画，在正常殆关系时，下颌磨牙舌尖舌侧的4个单元，上颌牙颊尖颊侧的单元没有殆接触，最多表现为10～12个单元有接触；在非正常殆关系时，如尖对尖，覆盖反覆盖均为0时，16个或14个单元都可能有接触；在产生Smith5级磨耗后，16个或14个单元也都有磨耗，都有殆接触；而当反殆时，下颌磨牙颊尖颊斜面与上颌磨牙舌尖舌斜面反倒没有了殆接触。而在这些不同的情况下,殆图上都可表示出来。这样，外形不同时，殆关系不同时，磨耗等级不同时，殆图上16个或14个单元都能将其相应的部位标出来，技师再结合模型能判断出来就达到目的了；②双尖牙：通过近远中沟分成2个象限，再分成上8下6个（下舌尖小）单元。如下5舌尖大，也可划分8个单元（图2-20）。

对殆图与图中的单元概念需要进一步解释的是：

1）殆图的单元划分作为一种类似的地理坐标，可标明殆接触的部位。可告诉技师某个殆接触部位在哪里，是在某尖的近中还是远中，颊侧还是舌侧的斜面上，还是在尖顶上或嵴上，或是某沟底还是某窝处。但不同单元之间不要理解成几何意

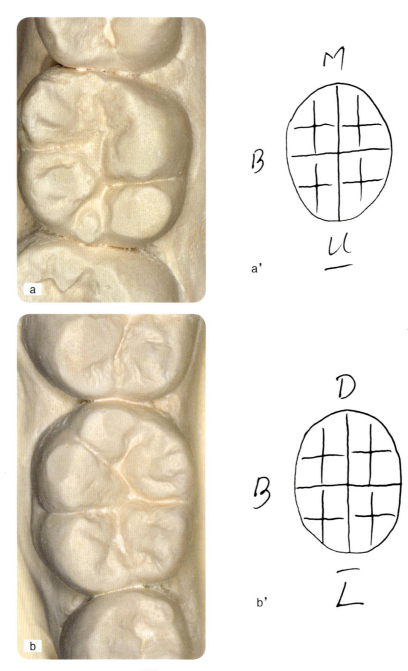

■ 图2-19　磨牙的简易𬌗图
a. 上颌；a'. 𬌗图；b. 下颌；b'. 𬌗图

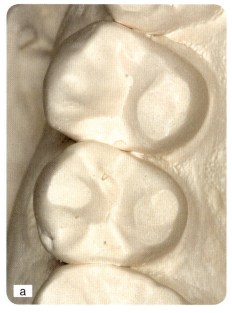

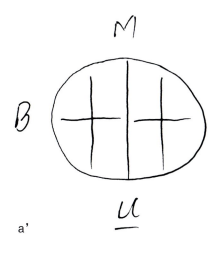

a'

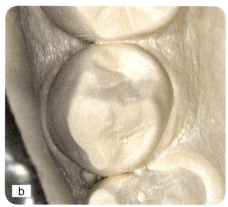

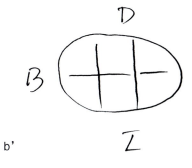

b'

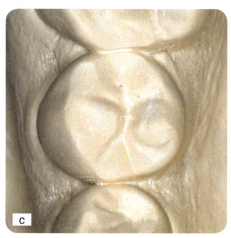

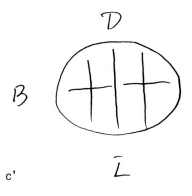

c'

图2-20　双尖牙的简易殆图
a. 上颌；a'. 殆图；b. 下颌右下4；b'. 6单元殆图；
c. 下颌右下5；c'. 8单元殆图

义上的平齐关系。同是远中或近中单元，不同骀接触部位在近远中向上会相差许多，在颊舌向单元之间亦如是。

2）图上的"单元"代表了不同于骀接触"点"的概念。点的概念应用已久，但多小算点多大为面呢？把无论多大面积的骀接触都叫骀接触点很显然与实际情况不符。也只有刚建骀的骀面才有点状的接触。但不用点，用个？用面？用部位？用功能范围？该字或词用于表达有一定范围的骀接触的部位与数量时，还要可大，可小，可划分，可定位，可标号统计，可纵向应用。点要表达的涵义，单元都能表达。而单元要表达的有些涵义，点表达不了。如两点之间隔多远算两点？距离与部位谁更重要？薄厚骀纸显示不同时，以何为准？同一部位的原骀接触点，5年以后扩大了，怎么表达？变成多点了？又有什么意义？

3）单元的划分并不约束限制骀接触部位的改变。根据骀关系的需要，骀接触部位可在某单元的近中、远中、左方、右方、某角处可为点、可为小面、可为大面，也可为全单元范围。也可在两个单元，三个单元之间。根据需要定部位，部位选在对维持骀关系稳定有利的地方；根据需要定范围，一般来说，抗力好则范围可大，抗力差则范围宜小不宜大。

4）一颗牙的全部单元可代表该牙有可能产生骀接触的全部范围或最大面积，一个磨牙超不过16个单元，一个双尖牙超不过8个单元。单元不是等分的，磨牙骀图上的一个单元并不能代表1/16的面积，但16个单元一起可代表16/16即最大面积。前已述及，骀接触定部位容易，定范围难。在作冠时把每个骀接触部位的面积都量出来是不可能的，只能靠目测，这

便产生了应用上的困难。从书的第四部分起将要应用减法，让要建立的骀接触范围和（或）原有的骀接触范围大约等于缺损或基牙的等级。缺损少，减的少，缺损大，减的多，基牙好，减的少，基牙差，减的多。但范围又不能度量。在未来有更好更方便的方法产生前，可以先用单元数来代表近似的范围概念，减一个单元，除了减少了一个骀接触部位外，肯定也会减少范围。当各个单元内的骀接触范围肉眼判别相差不大时，这样做的误差也不会大。而当不同单元内的骀接触范围相差较大时，下磨牙可采取的作法是"部位不变，范围减小"。如原12个单元有骀接触，选定7个单元要建立骀接触，但这7个单元骀接触范围都较大，如目测约为10/12，这时则需要在设计单上标明：哪些单元要减多少范围，减1/2还是1/3，并在对颌模型的骀面上用铅笔画出来，使其成为约7/12的范围比例。而上磨牙可采取的作法是"部位不变，算法改变"。如近中舌尖发育的比远中舌尖大的多时，近中舌可算成5或6个单元，远中舌则减为3或2个单元。如上7只有一个舌尖时，则根据外形与范围，可计为5～7个单元。在缺损较大时，更简便的只是恢复点式接触。

（2）标记方法：标记方法亦应简单：如在原有的骀接触在该单元内画×（图2-21、图2-22）。设计该单元要建立骀接触，在该单元的×外圈起来成⊗（图2-23、图2-24）如需在尖顶处或沟窝处建立骀接触，相应部位也画圈○。如只设计某单元上一部分建立骀接触或该部位建立点式接触，在相应部位画小圈○。这样Hellman的9点骀接触概念便可标记成（图2-25），简化的5点骀接触概念，可标记成（图2-26）。

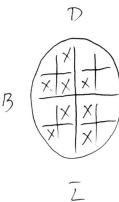

图2-21　某下磨牙𬌗接触的标记

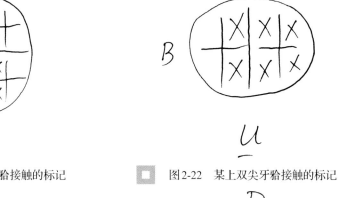

图2-22　某上双尖牙𬌗接触的标记

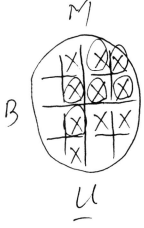

■　图2-23　某上磨牙设计要建立𬌗接触的单元

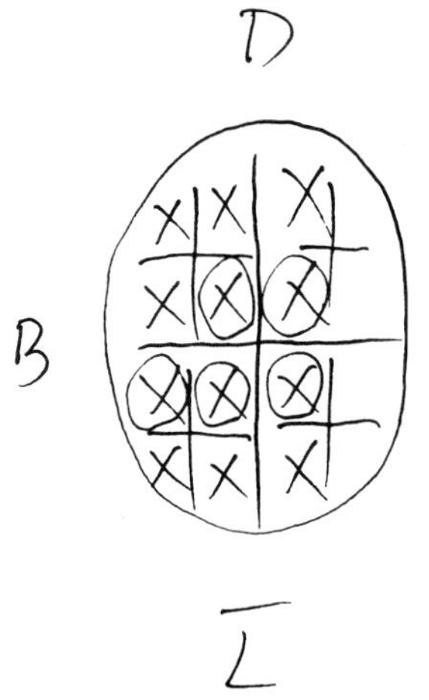

■　图2-24　某下磨牙设计要建立𬌗接触的单元

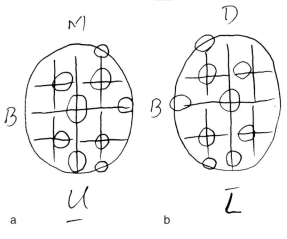

a

b

■　图2-25　Hellman的磨牙9点𬌗接触标记
a. 上颌；b. 下颌

21

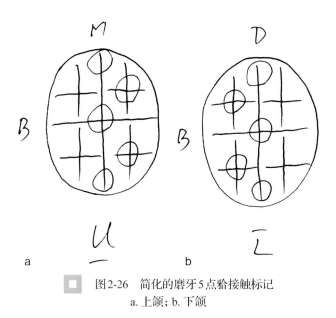

图2-26 简化的磨牙5点殆接触标记
a. 上颌；b. 下颌

5. 殆接触的判断 每一位患者就诊时的殆接触状态都有其当时的个性特征。对殆接触的分析与判断应当从无牙体缺损时开始练习，逐渐形成习惯。牙体缺损后，牙齿缺失后，殆接触的状态部分或全部丧失了，对要做的冠桥进行殆接触的设计时，分析判断出原有的殆接触状态是非常有用的。

（1）对殆牙无过萌，正常殆关系时：对殆牙保留了原来与患牙有殆接触时的状态。先用铅笔将殆接触面在模型上用虚线画出来，判断出对殆牙的殆接触部位与范围，标在殆图上。再依照对殆关系，判断出患牙原有的殆接触部位（图2-27、图2-28），可用叠位法。

（2）对殆牙有过萌时：对殆牙保留的与患牙原有的殆接触状态是很久以前的事情了。根据过萌程度不同与患者的要求，需先决定是正畸治疗还是调殆解决。

调殆允许时（患者同意，不至于造成牙本质过敏），要根据过萌或倾斜过萌情况，不仅恢复正常的殆平面与殆曲线，还要注意殆面形态，让边缘嵴与前后邻牙移行，让牙尖的高度、颊舌向位置与前后邻牙协调，让支持尖外斜面与非支持尖内斜面建立正常的覆盖与反覆盖。尖的大小、前后向的位置、窝的宽窄与位置可以根据与对殆牙建立殆接触是否方便、力量是否轴向等因素，按照决定建立的殆接触部位与范围作尽可能的调整。调殆，绝不应只是大概创造一个间隙，这会给以后建殆带来困难。但仅靠调殆来建立理想的殆面形态也是极为困难的。按调殆本意，应是某牙殆面上有选择性的局部高度与形态的调整，范围局限于一到几个单元，而不是全殆面。

（3）殆关系不良时：当有深覆盖、深反覆盖、浅覆盖、尖对尖、近中错殆、远中错殆、扭转等非正常殆关系时，如不作正畸治疗，人造冠是可对不良殆关系进行一定程度的矫正的。浅覆盖可适度加大，深覆盖可适度减小，扭转牙可把殆面形态扭转正过来，尖对尖、尖对斜面可通过改

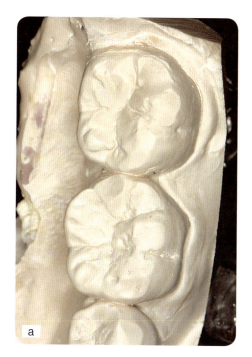

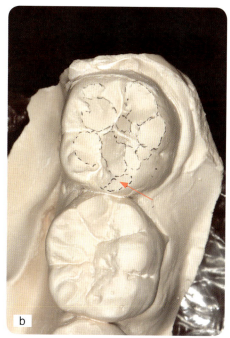

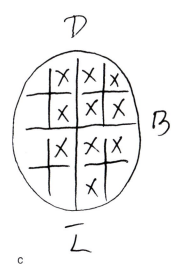

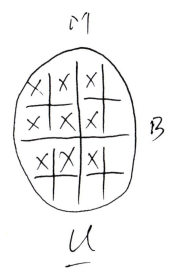

图2-27　流程示意："左上7预备体"的对𬌗牙
a. 模型；b. 𬌗接触部位的范围；c. 𬌗图（箭头所示处：为与左上6的𬌗接触部位）

图2-28　"左上7"原有的𬌗接触部位

23

变人造冠尖窝的位置，与对殆重新建立尖窝对应关系。判断对殆原有的殆接触，决定哪些要保留，哪些不能保留，哪儿要新建立殆接触，要考虑这些殆接触能否同时使对殆牙与患牙承受轴向或轴向略偏近中的殆力并有利于殆关系的稳定。

接触的判断方法有两个：

1）口内判断，适用于戴牙时。优点是直观、动态、可重复。缺点是不能从舌侧观察。注意应直接观察受采光、观察角度的影响，用殆纸时，受唾液、纸厚度、质地的影响。瓷上釉后着色差。

2）模型上判断，适用于设计时。优点是直观、准确、能从舌侧观察。缺点是用殆纸后不可重复，动态不准确，侧方殆接触部位与牙尖交错部位不易区分。注意有些磨耗面是历史造成的，目前已无接触。

近来，虽然有文章在质疑殆纸印迹方法的准确性，但在临床上判断殆接触，最简便、最直接的方法仍然是用殆纸。其准确性不仅取决于殆纸，还取决于使用者。这些年，专业公司制作的殆纸，质地、性能有了很大的进步，但仍需要使用者注意操作方法：①殆面湿度会影响着色，每次用殆纸前，殆面都要吸唾、吹干，仅用棉球擦一擦是不够的；②殆纸的厚薄会影响着色面积，如殆纸太厚，没殆接触的部位也可产生接触印迹；纸太薄，只会产生一些小点式接触印迹。这都会影响对殆接触范围的判断。从微观上分析，任何平面的接触其实都是一些点与点之间的接触，所不同之处只是点的多少与点之外的区域离开多大距离。没有形态、没

做殆接触设计的冠的殆面，磨耗较重的真牙列殆面，尖窝沟嵴都没有，即使用薄殆纸标记出的是点状印迹，但点之外的大部分面积与对殆的距离并不远，如换成厚一些的殆纸，就会产生范围很大的面式接触印迹，这也符合真实的口内情况。食物介于其间时，这样的殆面上不同部位之间，并无穿透、压碎、排溢的区别。全殆面都在压碎中受力。这就有可能形成误判：用薄殆纸标出来的是点状接触，而实际是范围很大的面式接触。所以，殆面形态并不仅仅是好看不好看、像不像患者自己的牙、与同名牙相同不相同的问题；而是受力面积有多大的问题、是殆接触部位能不能准确的问题，也是受力性质与受力时间的问题。相对殆的牙都做成无形态时，问题最严重。殆面较平，建议用厚一些的殆纸；活动义齿修复，建议用厚一些的殆纸；尖窝沟嵴明显，冠桥，建议用薄一些的殆纸；牙周情况好，固定修复，殆纸可韧些；牙周情况不好，活动义齿修复，殆纸要软些。在临床上应多准备些不同厚薄、质地、性能的殆纸用于不同的患者；③注意操作顺序，判断某颗牙的殆接触先要判断高低。也就是说，要在该牙的殆接触与其他牙的殆接触不高不低的前提下才可进行部位、范围与形态的判断，其他牙在该牙戴冠前的殆接触状态是什么样，戴冠后依然是什么样才行。这在临床上很容易做到：摘下冠，放上殆纸咬；戴上冠，换同样品牌厚度但不同颜色的殆纸咬。该冠前方的牙无接触、接触点减少减轻则冠上有高点；两色印记完全重合即做到了不高。

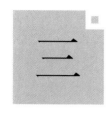

三 天然牙侧方拾时的拾接触

能为冠桥在侧方拾时的拾接触提供一些借鉴。

尖牙保护拾时后牙无接触,而组牙功能拾的"成组牙进行功能接触"、"多个牙的拾接触"是多年来的说法。

1. 生长发育与侧方拾 按照牙的位置、外形与萌出顺序等进化原因在侧方拾时先建立尖牙保护拾是很自然的事情。有些例外情况,如尖牙先天缺失,尖牙唇侧萌出,尖牙晚于双尖牙太多时间萌出,尖牙低拾等情况毕竟是少数。

尖牙位于牙弓拐角处,远离Ⅲ类杠杆的力点(相对于4、5、6、7、8而言)。尖牙牙根长而粗,支持力强,牙周膜面积大,且尖牙的本体感受器比后牙的敏感。既能较好地耐受侧向拾力,又可对侧向拾力做出及时的精确的调整,同样大小的拾力不易造成创伤。

尖牙从11岁左右完全萌出后,上尖牙舌面窝与下尖牙的尖与唇面便开始引导下颌从侧方拾至牙尖交错位的运动,使后牙在近ICP时再接触,从而使后牙接受的拾力趋于轴向。但每一次闭合摩擦一次,每次都要消耗掉一些尖牙的牙釉质。

虽然6、4在3萌出前萌出,但替牙早期的拾处于快速变化之中,牙根发育尚未完成,牙位移明显,拾力小,难以形成固定的制导作用。

5、7的萌出大致是在尖牙完全萌出后的2～3年,但牙根与颌骨的发育完成还需3～5年,至此,恒牙拾才完成建拾。

恒牙拾完成建拾之日,也是在此关系下开始磨耗之时。磨耗虽然比牙移位改变拾关系慢,但也能使任何一种关系都难以维持终生。随着尖牙的磨耗,早晚第一双尖牙、第二双尖牙、第一磨牙、第二磨牙、第三磨牙也会建立侧方拾接触而成为组牙功能拾。拾曲线有变异时,也不排除上述顺序会有所变化。

2. 建拾之初颊舌向的不同建拾形式对侧方拾的影响

(1)颊舌向的建拾形式:由于解剖外形不一样,受发育中多种因素的影响,即使都是安氏Ⅰ类拾关系,从颊舌向角度去分析,建拾之初应该会有以下6种不同的建拾形式,且都属正常范围(图3-1)。(按上对下,尖对窝,先支持尖后非支持尖,先内斜面后外斜面的顺序。a、b、c上牙,a'b'c'下牙,aa'支持尖内斜面,bb'支持尖外斜面,cc'非支持尖内斜面。)

25

单斜面相对　①a：a'
　　　　　　②b：c'
　　　　　　③c：b'
单功能尖交错　④ab：a'c'
　　　　　　　⑤a'b'：ac
双功能尖交错　⑥bac：c'a'b'

在第二部分中已述及，正常状态下、发育过程中、天然牙牙尖交错位的𬌗接触有可能少于5点，这是从𬌗面看到的；而此时如从远中观，便会看到以上的𬌗接触形式。将上下颌模型对合好，在模型打磨机上从远中磨出断面，在20岁左右人的某颗牙、某个断面上很容易便可找到以上

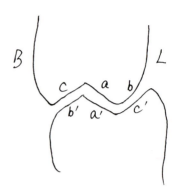

■　图3-1　颊舌向的建𬌗形式

的其中一种。当然，牙如有轻度扭转，也有可能一颗牙的不同的断面上表现不同（图3-2～图3-7）。

因为在𬌗架上判断6/6舌侧的𬌗接触

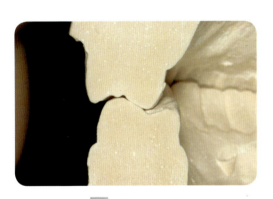

■　图3-2　a-a'

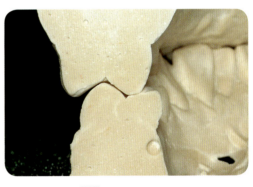

■　图3-3　b-c'

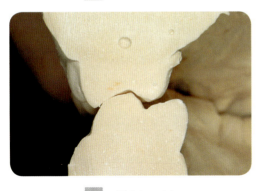

■　图3-4　c-b'

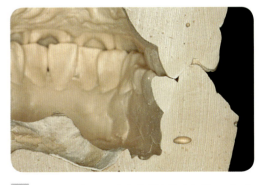

■　图3-5　由a-a'发育来的即将建立的ab-a'c'

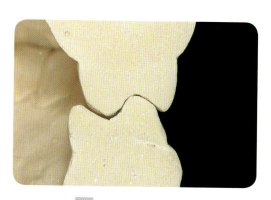

图3-6　a'b'-ac

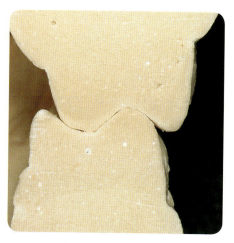

图3-7　bac-c'a'b'

要从远中舌侧看，在分析侧方颊舌向的殆接触时，如从远中向分析，比较好理解。如习惯不同，从近中向分析，也是可以的。断面并不专指某个断面。牙齿的斜面也并非具体到近中尖还是远中尖的某个斜面，功能尖也不是专指近中尖或远中尖，而是为了便于理解将三维问题作了二维简化处理，这样可将上6颊尖舌斜面从近中到远中全部用C来代表，以此类推。自身健康，邻牙均在，邻接正常，牙周良好时，C的接触点在近中尖上还是远中尖上产生的不同力矩对该牙的影响不大，这也是我们可以这样分析的基础。当有缺损后则不同了，以后章节会介绍。简化的目的是为了容易表述。使规律性的东西较易于理解记忆。以上的分析实际也可用于双尖牙颊舌向的分析，它包括了三个斜面所有可能的排列组合。但回到临床上，则还应具体分析接触在哪个尖的什么部位。①单斜面相对的 a：a'：有可能建立上舌尖三角嵴对下颊尖三角嵴的接触，也可能近远中边缘嵴同时也有接触；②单斜面相对的 b：c'：有可能建立上近中舌外展隙、舌沟处与下舌尖三角嵴处的接触；③单斜面相对的 c：b'：有可能建立上颊尖三角嵴对下颊沟与远中颊外展隙处的接触，上牙也可能为嵴的近远中斜面上的接触；④单功能尖交错的 ab：a'c'：有可能建立上舌尖与下中央窝及远中窝的接触；⑤单功能尖交错的 a'b'：ac：有可能建立下颊尖与上近中窝及中央窝的接触；⑥双功能尖交错的 bac：c'a'b'：有可能建立分布全殆面的殆接触。

（2）对侧方殆演变的影响：从力学上分析，⑥毕竟是一种最稳定的建殆形式。但建殆之初为其他的任何一种也不一定会有任何问题，而且，从单斜面相对，演变为单功能尖交错，再演变为双功能尖交错会是多数人在中年以前的演变过程，当然也有人可能一开始即为⑥。

①、②、③的殆关系并非处于稳定状态，受力后，牙位会逐渐调整，殆接触会一点点磨耗而改变殆接触。上牙舌向移位①就会变成⑤或⑥；下牙颊向移位①就会变成④或⑥。同理，②极有可能变为④或变为⑥，③极有可能变为⑤或⑥。

①、②成为④，仍可继续保持尖牙保护殆，侧方殆时后牙无殆接触。①、②、③成为⑤或⑥，或③、⑤、⑥自身，随着尖牙的磨耗，牙尖的降低，侧方殆时后牙会产生殆接触而由尖牙保护殆演变成为组牙功能。

在同等情况下，③、⑤、⑥由尖牙保护殆过渡为组牙功能殆要早于①、②、④。如果兼考虑后牙ICP时所受的侧向力、殆关系的稳定性与咀嚼效率四者时，可列表比较如下（表3-1）：

显然，④与⑥是较优选择。虽然正常

表3-1　不同建殆形式的比较

	①	②	③	④	⑤	⑥
尖牙保护时间	长	长	短	长	短	短
殆关系	不稳	不稳	不稳	稳	稳	最稳
咀嚼效率	低	低	低	中	中	高
ICP时侧向力	中	高	高	低	低	低

发育无需正畸的殆关系建立成哪种都行，但对需矫治的、需要重新建立的殆关系，④与⑥应该是目标。

3. 组牙功能殆侧方殆接触的变化　侧方殆接触不仅是从尖牙保护殆到组牙功能殆时有变化，组牙功能殆自身也是有变化的，这变化也随时在改变着后牙ICP时的殆接触。以往人们较多关注的是ICP时的殆接触，重复性高，接触点明确而易于检查判断；而侧方殆接触，由于需要患者良好的配合，需要医生良好的检查技巧与经验，才能准确地判断这一动态的殆接触的

部位与范围，难度较大。但在侧方殆时造成的殆创伤并不少见。人牙耐受侧向力的能力远远小于对轴向力的耐受能力，而偏偏侧方殆是产生侧向力的主要原因。在很多情况下，同一颗牙，对侧方殆接触的分析要比ICP殆接触的分析还要重要。所以，后牙冠在侧方殆时应建立什么样的殆接触并不是一个小问题。

正常情况下，组牙功能殆侧方殆时的殆接触一般应有如下表现：

1）工作侧接触，非工作侧不接触（图3-8）。

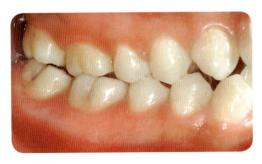

图3-8a　组牙功能殆工作侧接触

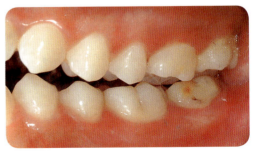

图3-8b　组牙功能殆非工作侧不接触

2）从侧方𬌗开始至 ICP，（8 缺失时）工作侧为上 76543 与下 76543 同时的接触，每个牙均无松动（图 3-9）。

3）接触部位主要为上颊尖的舌斜面与下颊尖的颊斜面（图 3-10）。

4）接触的范围取决于牙尖发育的外形，近远中向的𬌗关系，覆𬌗覆盖的大小，𬌗运循环的特征与磨耗的等级。近远中向𬌗关系决定侧方𬌗时接触在斜面上还是嵴上，覆𬌗覆盖的大小与牙尖的大小有关，与𬌗关系有关，深而大的范围不一定大，还受𬌗运循环形式的影响。磨耗等级大，范围肯定大。上颌的颊舌向𬌗接触范围大于下颌（图 3-11）。下颌牙的𬌗接触范围在 ICP 时都会产生接触，而上颌牙只有一部分、即与下颌牙相等的那一部分产生接触。

5）形态主要与发育、𬌗运循环形式及磨耗等级有关。上颊尖三角嵴与下颊尖外斜面侧方𬌗的接触是磨耗很少时的形态；（图 3-12）随着磨耗的加深，逐渐形成小平面；（图 3-13）小平面的范围不断向近远中向与颊舌向扩大，范围逐渐加大；（图 3-14）上颊尖舌斜面全部成为磨耗平面要早于下颊尖颊斜面；（图 3-15）支持尖磨平后，下颊尖外斜面的磨耗平面颊舌向、𬌗龈向不仅不会变大反而会明显变小，但上颊尖舌斜面的磨耗面不会变小；进一步磨耗，全𬌗面磨耗成一大斜面，构成反横𬌗曲面。（图 3-16）除了夜磨牙症患者外，形态的变化一般均会如此。

按颊舌向的建𬌗形式的演变规律，天

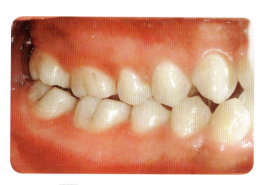

图 3-9a　侧方𬌗工作侧

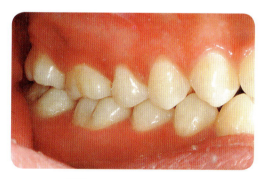

图 3-9b　ICP 工作侧

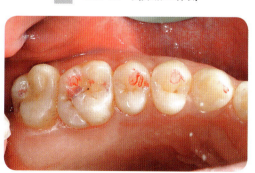

图 3-10a　上颊尖舌斜面

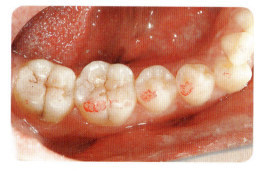

图 3-10b　下颊尖颊斜面

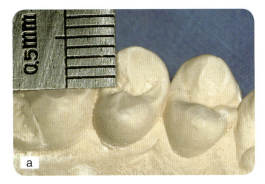

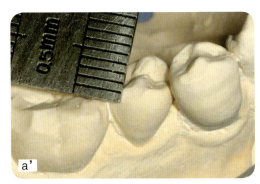

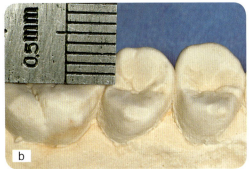

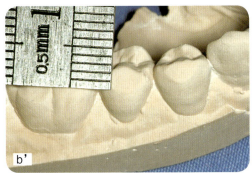

■ 图3-11 上颌的颊舌向𬌗接触范围大于下颌
a.上颌；a'.下颌；b.上颌；b'.下颌

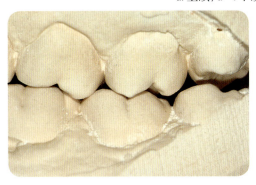

■ 图3-12a 磨耗很少时

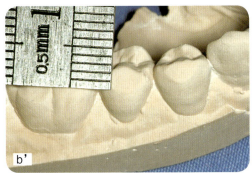

■ 图3-12b 磨耗很少时上颊尖三角嵴

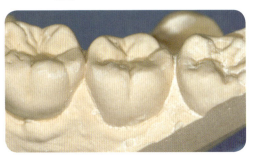

■ 图3-12c 磨耗很少时的下颊尖颊斜面

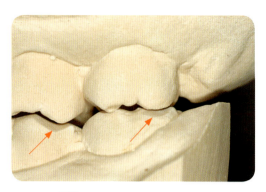

图3-13 磨耗成小平面

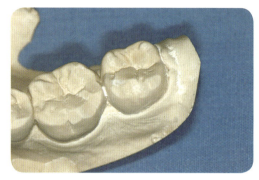

图3-14 下颊尖颊斜面上从近中到远中的磨耗平面

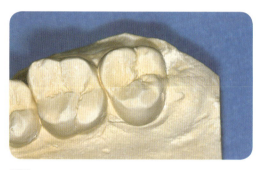

图3-15 全部成为磨耗平面的上颊尖舌斜面

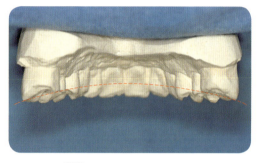

图3-16 反横𬌗曲线

然牙多数是由⑤、⑥进入组牙功能𬌗的，多数情况下上下牙的磨耗是均等的，少数情况下，牙窝处的牙本质先暴露，按先入为主的磨耗规律则形成上窝下尖或上尖下窝的磨耗结果。

这里还需要引入一个概念，即组牙功能𬌗侧方𬌗时上颊尖舌斜面的角度如有不同怎么表述？仅用形态的描述难以达意。

人们在前伸𬌗时，把上切牙的舌面与眼耳平面（或𬌗平面）的夹角定义为切道斜度。斜度的大小受覆𬌗覆盖的影响，与覆𬌗成正变关系，与覆盖成反变关系。磨耗也会轻度改变切道斜度的大小。前牙的Ⅰ、Ⅱ、Ⅲ度深覆𬌗与正常覆𬌗覆盖时相

比，切道斜度是不一样的，但无创伤时无需改变；而有创伤时，切道斜度与深覆𬌗的量一样，谁又能忽视呢？有缺损、有骨吸收后，上前牙做冠时，切道的斜度不能不考虑。同样，磨牙要做冠的牙也肯定会有缺损、骨吸收等问题的。

侧方𬌗时也是有道、有道斜度的，并且与切道斜度一样也是受覆𬌗覆盖的影响，但其受影响的程度要小于前牙，也是随磨耗而轻度变化的。那么这个斜度，这个道的斜度总要有个名字才行，不能每次都用"侧方𬌗时上颊尖舌斜面的角度怎么办"这样冗长的一个句子（表3-2）。

从表3-2可知：切道斜度中并无前伸

■ 表3-2　非正中运动时"道斜度"的定义

	牙位	功能	定义
前伸	切牙	切割	切道斜度
侧方	磨牙 ⎫	研磨	侧道斜度？
	前磨牙 ⎬	磨碎	殆道斜度？
	后磨牙 ⎭	挤压	磨道斜度？

二字，但与牙位、与功能都有联系；而在前伸髁道斜度中有前伸二字。

侧道斜度虽可解释成"侧"方殆时的道斜度，但"侧方髁道斜度"在先，不能用，也不能叫侧方牙道斜度。殆道斜度不确切，任一牙沿另一牙的斜面滑行都可称为殆道。相比较之下，磨道斜度与牙位与功能都有联系，与切道斜度构词方法相同，较为达意。因此命名如下：

组牙功能殆的侧方殆时，把工作侧上后牙颊尖的舌斜面与眼耳平面（或殆平面）的夹角定义为磨道斜度。

不足之处是，组牙功能也包括尖牙，用磨道斜度来形容上颌3总不太合适。可是，从正中前伸时，上颌3、3并不与下切牙接触，只在偏侧前伸时或牙列拥挤时才与下前牙有接触，或前伸时与下颌4、4有接触。等于切道斜度，按其原概念中并不包括上颌3、3。上颌尖牙在前伸殆时没功能，在侧方殆时有功能是很自然的事，尖牙保护殆演变成组牙功能后继续保持功能也是很自然的事，但此时尖牙的制导功能已比尖牙保护殆时弱多了。在没有比磨道斜度更达意的名词产生前姑且用之。这样，我们在观察患者的口内时，对该形态特征，便可说磨道斜度是大了还是小了，在做上6的冠时交流起来就方便了（图3-17、图3-18）。

仅一个磨牙需要做冠时，设计侧方殆接触相对要容易得多，因对殆牙在，邻牙

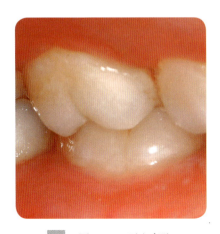

■ 图3-17a　牙尖高陡

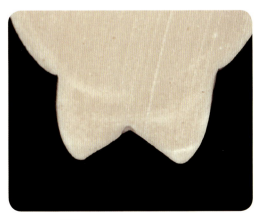

■ 图3-17b　磨道斜度大

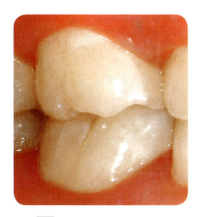

图3-18a 牙尖平缓

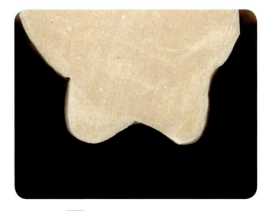

图3-18b 磨道斜度小

在，同名牙在。而当一侧的上下多个后牙都要做冠时，问题要复杂一些。但无论多与少，设计侧方𬌗接触时基本应考虑的内容如下：①从前后邻牙，对𬌗牙分析缺损前该牙颊舌向原属哪种建𬌗形式？覆𬌗覆盖有多大？②从前后邻牙判断颊舌向磨耗面的长度与磨道斜度；③从对𬌗牙判断近远中向磨耗面的宽度；④与对侧牙比较判断是否是惯用侧；惯用侧的一般特征：磨耗小平面较对侧长且宽，磨道斜度较对侧大；𬌗功能尖高度较对侧低；⑤再根据牙体缺损的情况，牙周、牙根的情况作进一步的决定。后牙桥设计侧方𬌗接触时，与以上①～④的内容相同，其他见八。

四 有牙体缺损时冠𬌗接触的设计

（一）牙体缺损的程度、部位与ICP时𬌗接触的设计

牙体缺损的程度与部位，不仅影响全冠的固位，更决定着未来预备体抗力的大小与冠𬌗接触的设计。

龋坏的缺损程度与部位是不以人的意志为转移的。在后牙冠的牙体预备时，不应该仅为给修复材料提供间隙而决定预备量；而应该为尽可能地保留活髓，尽可能多保留一个壁，尽可能多地保留每个壁的厚度来决定预备量，再根据预备量决定修复材料的选择。

1. 从预备体的抗力大小与预后的优劣判断，有四个要素或四种构造的作用最大

（1）牙髓：保住了牙髓，则毫无疑问保住了五壁，保住了牙本质的生长能力与较失髓牙本质大得多的强度。

（2）轴壁：失髓后，轴壁的数量、位置、厚度对预备体的抗力大小起决定作用。

（3）桩核：桩核技术成功地将骨外牙体的受力转移至骨内牙根与其共同受力，但桩核设计制作的好坏对其作用的大小影响极大。

（4）牙本质肩领：决定了冠的边缘能否终止在健康牙本质上，桩会不会处于危险截面上，牙根能否承受压应力而不承受或少承受拉应力，都取决于丧失轴壁处牙本质肩领的有无与高度。1.5mm是最低要求；但很多情况下多种原因使其难以实现。

2. 分型

A型：保留了活髓。

B型：未能保留活髓；保留的4个壁较厚，𬌗面缺损处良好充填；或留有2～3个抗力壁,（上舌、近/远中，下颊、近/远中），有良好设计的桩与核修复了缺损，且缺损壁处有≥1.5mm的牙本质肩领。

C型：未能保留活髓，留存1～2个壁，有良好设计的桩与核修复了缺损，但缺损处牙本质肩领不足1.5mm；或无壁了，有良好设计桩与核形成预备体，但四周牙本质肩领≥1.5mm。

D型：未能保留活髓；无壁了，有良好设计的桩核形成预备体，但牙本质肩领不足1.5mm；无壁了，桩的深度、数量不能达到要求，但牙本质肩领够1.5mm。

该分型可以这样记忆，失髓后，后三个要素都可以为B型；有一个不好为C型；有2个不好为D型；3个都不好牙该拔了，不需要作冠了。

从𬌗至龈方向，越靠近根方的牙体组

织保留意义越大，同一颗牙，颈部为刃状边缘的预备体设计比颈部为四周肩台的预备体设计相比，预防牙折的能力要好得多。预备体颈部，永远是力学的危险截面所在地。修复体颈部是否美观比预备体会不会折断次要得多。

为每一型不同的缺损制定一个受力的标准似乎是最科学的，制定该标准时设计随机对照双盲实验来证实似乎是最可信的。但样本怎么来？用离体牙？牙体发育的质地、构造、强度差别很大，不同人的同型缺损不见得能承受同样大小的力；饮食习惯的差别也很大，同型缺损同样的修复设计其受力的范围难以保证一致。所以对该问题的研究，均质材料同一模具翻出的模型做成的样本，虽可保证随机对照双盲作出的模拟实验结果，却难以应用于口内，可换一个思路。

有牙体缺损后的牙，在这样一个复杂的多因素的作用中，其最好的对照第一应是其缺损前完整的自身，可承受该人口内该部位最大的力；第二应是其仅次于拔牙适应证缺损的次最大缺损，可承受最小的力。这样，如无缺损，该牙目前应有的𬌗接触便可视为最大受力；如不拔牙，为该牙可设计的最少的𬌗接触便可视为最小受力；介于其间的缺损如能合理分级，𬌗接触也随之分级。

牙周组织有丧失后，其道理也是相同的。

在ICP建议建立的𬌗接触形式为：

A型：根据对𬌗情况可按原单位数，原部位与范围进行设计，也可减去原不利于产生轴向力或轴向偏近中力，与易导致食物嵌塞、易产生𬌗干扰的个别单元（保留≤原单元数）。

B型：根据对𬌗情况，减1/3单元数（保留2/3单元数）。

C型：根据对𬌗情况，减1/2单元数（保留1/2单元数）。

D型：根据对𬌗情况，减1/2单元数，并建立点式接触；或减2/3单元数。

点式接触可看作部位不变，范围减小后的一种𬌗接触状态。正常状态下，一颗磨牙最多有12个单元有𬌗接触，4个单元是维持𬌗关系稳定的最少单元数。不同人之间虽然单元数可能相同，但𬌗接触的部位不同、范围不同、形态不同、肌力不同，因而受力也各不相同。所以，从受力角度，冠的𬌗面也应是个性化的，不同人之间不应相同，而只可能与其前后的邻牙相像、与同名牙相同。

3. 临床操作程序　①观察备牙前的𬌗接触，如缺损无接触，进入下一步；②牙体制备，取𬌗记录，取工作印模，灌模型；③观察工作模型上对𬌗牙的𬌗接触部位与范围，标记在𬌗图上，用虚线画在模型上。再依照对𬌗关系，在𬌗图上标记出患牙原有的𬌗接触单元部位，即：如无缺损，该牙目前应有的𬌗接触部位；④根据缺损情况决定保留的区域与单元数，在𬌗图上作标记。圈起来；⑤医技交流，将设计告诉技师，技师可根据𬌗图，在对𬌗模型上将𬌗接触的部位与范围再作标记，以方便制作时观察。

正常𬌗关系时：a.在原单元内选；b.支持尖、中央窝四周首选；c.如对𬌗牙无过萌，A、B型尽量用原形态。非正常𬌗关系时：参照同名牙、前后邻牙作出判断；根据对𬌗关系作出相应的设计。

戴牙时，𬌗接触的设计能否实现？在第一部分已谈到，这取决于医生的操作与技师的制作。任何一个临床或制作环节出现了较大的误差，都会使设计难以实现。实现设计，并不是单元一个不能多一个不能少，只要部位准确，分布有利于骀关系的稳定，范围合适（即与对骀牙每处单元内的骀接触范围大小接近）或略小，形态良好，目的就达到了。如果要确定一个评判标准，可试行以下4级表4-1。

举例说明（图4-1～图4-10）：接触不高容易做到，不低不容易。当部位不

■ 表4-1 骀接触评判标准

优	不高不低	部位准确	范围合适	形态逼真
良	不高不低	部位多数准确	范围略小	形态逼真
中	不高	部位半数准确	范围较小	
差	不高			

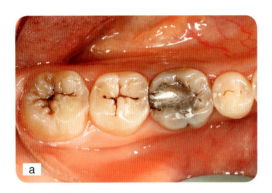 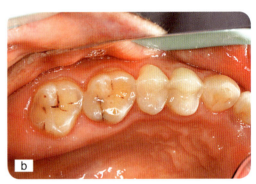

■ 图4-1 谢×，女，31岁，右下6牙体缺损，旧充填体继发龋坏，要求作冠
a. 患牙；b. 对骀牙

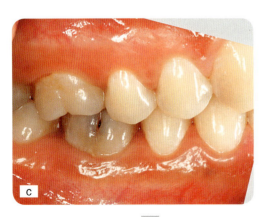 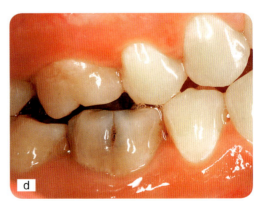

■ 图4-1 c. ICP颊侧观；d. 患牙侧方骀无接触

准确时，做到了不高，则就有可能有低处。有低处是有害的，风险仅次于把冠做的无骀接触。已有的骀接触维持不了牙的三维稳定，会扭转过萌或倾斜过萌，然后再建立的骀接触是否正确则不一定了。

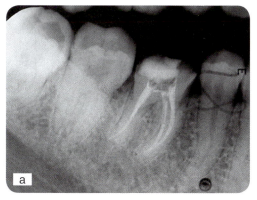
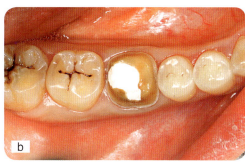
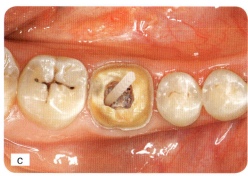
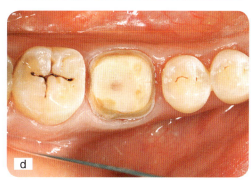

■ 图4-2　治疗、牙体预备过程

a. 重新根管治疗后X光片；b. 初预备后的缺损状态；c. 远中壁肩领<1.5mm加桩；d. 树脂核完成、预备体状态C型

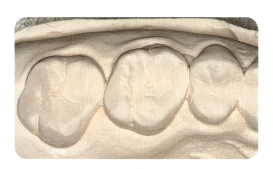
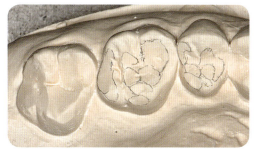

■ 图4-3　模型上判断对骀牙的骀接触部位与范围

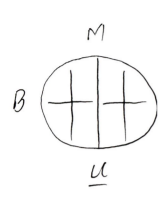

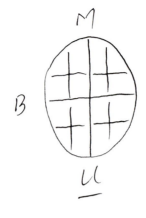

图4-4　右上56𬌗图

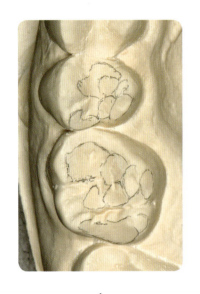

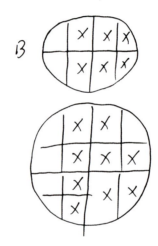

图4-5　将𬌗接触部位标记在𬌗图上

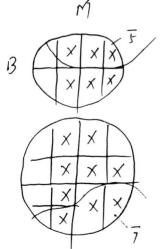

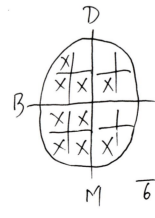

图4-6　根据对𬌗关系排除邻牙的、标记出患牙的𬌗接触部位：9个单元

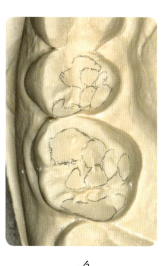

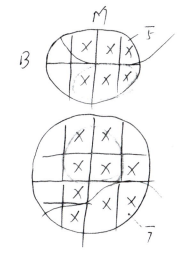

■ 图4-7　为维持对𬌗牙的
稳定，需保留的与对𬌗接触的
区域（铅笔范围）

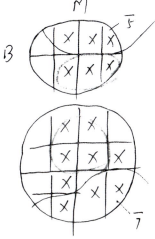

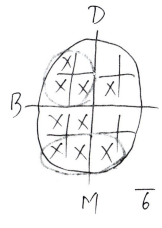

■ 图4-8　患牙相应设计的
𬌗接触区域（铅笔范围）

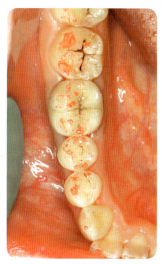

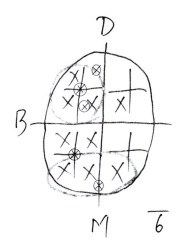

■ 图4-9　冠戴入粘固后的𬌗
接触状态，相当于建立了减小范
围的5单元𬌗接触，评级：良

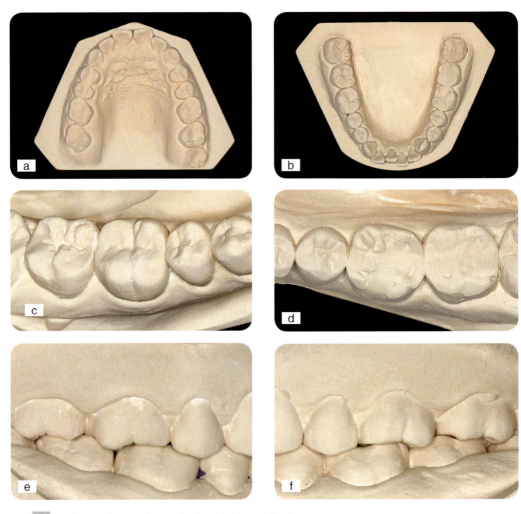

图4-10 谢×，女，31岁，6|金铂合金烤瓷冠
a.上颌模型；b.下颌模型；c.患侧𬌗面；d.对侧同名牙𬌗面；e.患侧颊面咬合；f.对侧颊面咬合

病例：周某，男，26岁。2006年10月右上4因慢性牙髓炎作了根管治疗，后无不适。11月行铸瓷全冠修复，戴牙后无不适。但半个月后出现咀嚼时疼，戴冠侧为工作侧时疼痛明显，晨起时症状轻，下午至晚上症状重。经调𬌗后症状消失。

病例分析：戴牙后不高，因而无不适。半个月后年轻人的牙过萌几百微米是很常见的，过萌后，原来无𬌗接触的地方有𬌗接触了，但却是个不该有𬌗接触的部位，侧方𬌗在该侧为工作侧时形成了干扰，调𬌗消除了干扰。

减少单元的数目不一定能减少𬌗力。𬌗力是一个笼统的概念。对戴在有牙体缺损预备体上的冠的𬌗接触进行设计，其目的是根据余留牙体组织的抗力大小，减少有可能产生危害的𬌗接触。部位决定了力点的位置，如前所述，余留牙壁待在那里不会动，承受压应力的能力强，承受拉应力的作用弱。拉应力来了不会躲开，能承受则承受，承受不了则折裂。所以，**轴向力产生压应力，那就保留产生轴向力的殆接触；侧向力产生拉应力，那就减少或去除产生侧向力的殆接触**。冠的支持尖与对殆窝接触时患牙受轴向力；冠的中央窝与对殆牙尖接触，患牙也受轴向力。因而这些部位成了冠殆接触的基本保留部位。而支持尖的颊、舌沟处，非支持尖的内斜面三角嵴处与对殆牙接触患牙易受侧向力，因此在ICP时尽量不保留。

ICP时殆接触的范围与形态决定了力的大小与方向，在产生轴向力的部位与对殆建立点式或小面式的接触，食物穿透快，可减少闭合时间，也减少了患牙的受力与受力时间；接触面积小，分布载荷下降，也可减小患牙的受力。所以，余留组织越少，冠的殆接触数目越少，越需要建立小面甚至点式接触。需要强调的是：点式或小面式的接触，应是尖与窝相对应，而绝不是尖与尖或尖与斜面相对应。尖与斜面相对应易产生侧向力好理解。尖与尖相对应为什么也不行呢？主要原因是咀嚼效率太低，其次是不能建立侧方殆接触。尖对窝时，尖顶先穿透食物，之后，斜面与窝壁还会将食物压碎至一定程度。因时间晚，力量小，不会使牙齿侧向移位；但因"殆台"面积大，因而功能作用也不小。与尖对尖的区别就在这里。

如果不这样做，产生牙折或牙周创伤的风险会较大。所以，保住了一颗牙，保住了牙列完整，又恢复了该牙现在能提供的咀嚼效率，应是此时的思路，而不应是宁肯冒牙折拔牙的风险也要恢复每颗牙原有的咀嚼效率。

需要进一步加以解释的是：轴向力一词衍生自牙长轴，即沿牙长轴施加的力。从力学角度，长轴的含义是承力构件的轴心，牙长轴即殆根向的几何轴心。作为有宽阔殆面且多根的磨牙，轴向力或牙长轴不如单根的前牙容易被人理解，所以有时用三维稳定或三维动力平衡或殆关系的稳定来表述。

（二）牙体缺损的程度、部位与侧方殆接触的设计

A型、B型缺损：侧方殆接触施加给余留牙壁的弯曲力，会在颈缘处产生较大的拉应力，颈缘处预备过多、肩台过宽时容易引起预备体折断与冠脱落。C、D型缺损比A、B型缺损的根部更容易产生应力集中，侧方殆时，如受力过大容易引起根折。

A型：活髓牙。如果预备体做成刃状边缘，殆龈径高度大，轴壁聚合度 < 10°，侧方殆的殆接触完全可以恢复成原正常牙的状态，依照对殆牙，前后牙做就可以了。

如果殆龈径较小，聚合度偏大，主要应考虑冠会不会脱落。预备体上近远中壁上加轴沟是一个很好的增强抗旋转脱位力的办法，如能做两条轴沟，侧方殆时冠的殆接触也不需特殊考虑。

B型：不宜做轴沟，易造成预备体裂开。要靠侧方殆接触的设计来减少预备体折断或冠脱落的可能性。

ICP建立的殆接触保留了2/3原单元数，多为⑥双功能尖交错的殆接触形式。

覆殆覆盖量可不用改变；如为上牙，可改变颊尖舌斜面的形态，将近远中向磨耗面的宽度减小1/3（仅以对殆牙磨耗面宽度的2/3在侧方殆时有接触）；将颊

舌向磨耗面的长度减短1/3（仅与对殆牙磨耗面的颊舌向长度的舌2/3接触）。如为下牙，改变颊尖颊斜面的形态也可作到以上要求。

这样，组牙功能殆维持不变，磨道斜度也没变，只是磨道变短了，减小了1/3侧方殆接触范围，闭口时推迟了1/3侧方殆接触时间。

C型：ICP建立的殆接触保留了1/2原单元数，多为⑥双功能尖交错或④、⑤单功能尖交错殆接触形式，任一种均可。

覆殆覆盖量可不用改变；需进一步减少侧方接触范围，将磨耗面的宽度减至1/2；进一步推迟闭口时侧方殆接触时间，将磨耗面的长度减至1/2。上下同时做，用中1/2照顾弱的一侧。

D型：ICP的殆接触保留了1/3原单元数，且多为点式接触。

侧方殆时根部受力加大，冠部的侧向力传至核再传至桩至根。桩传给根的力易在根上产生拉应力，在牙本质肩领不足1.5mm时尤其危险；而第一磨牙缺损齐龈或至龈下后，因顾忌冠延长术后会暴露根分歧，尤易如此。所以，需要再进一步减少侧方殆接触范围，推迟侧方殆接触时间，各减少2/3或3/4均可。

减少侧方殆接触范围，推迟侧方殆接触时间就一定能减少侧方殆时的殆力吗？

ICP时，减少殆接触的目的是减少产生侧向力的殆接触部位，保留产生轴向力的殆接触部位；侧方殆时，所有殆接触范围内都产生侧向力，而且是自侧方殆始至侧方殆终于ICP时。既然规律如此，那么从逻辑上，让其产生的越晚，则侧向力应该越小。

侧方殆一开始，力点在上牙殆缘处，

下牙牙冠侧方殆最高处，此时力矩最大，距离转动中心最远；侧方殆快结束时，力矩最小。这时，最晚的侧方殆接触部位下牙是颊尖颊斜面的最下方，上牙是磨道的最靠近中央窝的部位。所以，**做上牙冠时，磨道应该从下往上，从颊往舌侧方向减；做下牙冠时，颊尖颊斜面的小平面应该从上往下，从舌往颊侧方向减。**

以D型为例，如果做下牙冠时，保留了上1/3的小平面，等于没减，侧方殆全程都有接触；而如果减去了上2/3，保留了下1/3，则只在侧方殆结束时才有接触。才真正做到推迟了侧方殆接触时间，减少了侧方殆接触范围的作用。

小平面近远中的宽度，适量减小也比不减少更能减少侧向力。食物排溢方便了，力穿透容易了，近远中的力矩也减小了。

做上牙冠，对殆下牙的颊尖颊斜面的原磨耗小平面则应调磨。调磨很表浅，只是改形，多不会引起牙本质过敏。将原平面的下方与近远中部位根据要求适量调磨改形，保留上中部分的区域不动。

上下同时做冠原则不变，比较上下牙的缺损情况，根据殆关系，照顾顺序从D→C→B。

设计减少侧方殆接触范围，推迟侧方殆接触的同时，与ICP时的殆接触有冲突部位不用变，可将范围减小。

以上的做法，较适用于Smith2～4级磨耗的下牙，2～5级的上牙。1级时本身做冠的可能性很小，6级以上磨道斜度反而变小了，覆盖加大，大斜面或平面式的殆面本身侧向力也产生不了多少了。有锐尖时多需调磨。

总之，有牙体缺损时作牙冠，缺损的性质、部位与冠接触的设计是密切相关的。

为了便于记忆，可总结如下：如是尖牙保护𬌗或未形成组牙功能𬌗的侧方𬌗接触时，ICP 𬌗接触的设计内容是：**确定部位、减少单元**。如是组牙功能，还要加上侧方𬌗接触的设计内容：**减小范围、推迟时间**。举例说明（图4-11 ~ 图4-16）。

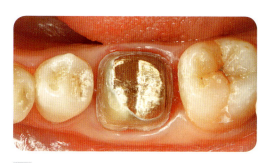

图4-11　张×，女，23岁，⌐6预备体：C型

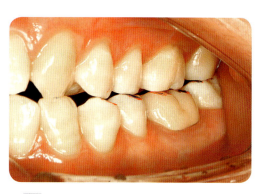

图4-12　侧方𬌗开始时的𬌗接触状态

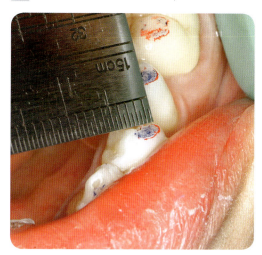

图4-13　前方邻牙侧方𬌗接触长度为2.5 ~ 3.0mm

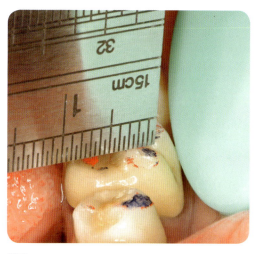

图4-14　从上往下减，推迟侧方𬌗接触的时间，保留下方的1.5mm侧方𬌗接触

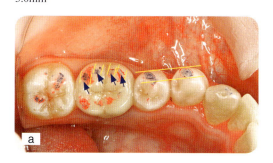

图4-15　侧方𬌗接触范围
a. 原宽度；b. 减少总宽度的1/2

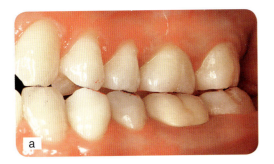 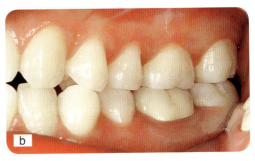

■ 图4-16 侧方殆中期始（a）至侧方殆结束（b）6冠与对殆的殆接触

五　牙周支持组织部分丧失时冠骀接触的设计

　　人们已经习惯了在做固定桥时才考虑基牙牙周支持组织的丧失程度，而对牙体缺损需要做冠的患牙，兼有部分牙周支持组织丧失时则重视不够。除去外伤导致的牙体缺损外，一般因龋坏导致的牙体缺损都有一个漫长的过程，该过程也是骀接触逐渐减少，受力逐渐下降的过程。牙本质过敏、牙疼、食物嵌塞及龋坏引起的诸多症状也都会使患者主动减少患牙的骀接触与受力。如没有牙周支持组织的丧失，充填修复、嵌体修复、冠修复等恢复正常的骀接触与受力后，牙周支持组织一般不会有任何不适；但如兼有牙周支持组织丧失者，不考虑支持组织的丧失程度而任意建立冠的骀接触时，患者会感到不适。

　　1. 水平型骨吸收的程度　骨吸收的程度决定了余留牙牙周膜面积的大小，即剩余的支持能力的大小。水平型骨吸收是最常见的骨吸收方式。原四川医学院曾对牙周膜进行分段测量，以模拟水平型骨吸收后剩余牙周膜面积相当于原有面积的百分比。结果发现，并不是线性的变化，吸收1/4，剩余的差不多3/4；吸收2/4后，剩余的不到2/5；而吸收3/4后，只剩余1/8了。而且需要注意的是，剩余原1/8的牙周膜面积并不意味着还有原1/8的支持力，因为冠根比变了，转动中心变了，支持力只能更小，见表5-1。

表5-1　各牙牙槽骨吸收后余留牙牙周膜面积的百分比（%）

牙位	7	6	5	4	3	2	1
总面积	100	100	100	100	100	100	100
上颌牙吸收1/4	73.44	74.16	63.84	64.94	61.84	62.21	62.85
吸收1/2	33.10	38.88	35.59	36.00	33.44	34.42	35.13
吸收3/4	10.34	13.88	14.69	16.26	12.28	13.78	13.50
下颌牙吸收1/4	69.50	72.07	61.91	63.96	63.64	65.24	64.26
吸收1/2	36.84	39.46	34.14	36.91	33.00	36.81	37.54
吸收3/4	12.76	15.01	13.45	16.22	11.44	14.25	14.67

（四川医学院）

一个完整牙列除非不得已，应尽量不拔牙，以免造成牙列缺损。有骨吸收的牙要做冠，因不需要它做基牙来负担桥体，原则上，恢复外形；恢复与邻牙良好的邻接触；恢复一定的咬合功能；保持对殆牙的稳定是主要的目的。因此，即使已产生1/2骨吸收，也仍可做冠。在殆接触的设计时，只要恢复自身能承受的殆力即可，其中尽量减少侧向力是尤其要注意的。

（1）吸收1/3～1/4时：B型、C型、D型缺损，牙周耐力下降，侧方殆时分别减少1/3、1/2、2/3的侧方殆接触时间与范围。设计要求同前。

（2）吸收1/2时：力已不大可能导致预备体牙折，不造成牙周创伤成为需主要考虑的内容。桩核还能否进入骨内1/2，余留根尖封闭的长度是否还够也是难点，无论哪种缺损，均可在中央窝、近中窝处或支持尖顶处建立不超过相当于4个单元的ICP点式殆接触。

有1/2骨吸收后，冠殆接触的设计可考虑完全消除侧方殆接触。作法是：通过建立④单功能尖交错的上舌尖与下窝的建殆形式，使侧方殆时，该冠与对殆不接触，组牙功能殆由前后邻牙与其他牙维持。单功能尖交错时甚至可设计一尖对一窝只建立一点殆接触，而不是一尖与窝的几个三角嵴的三单元或四单元接触。后者是建殆之初的殆接触形式，嵴锋利，穿透功能强。但ICP时与几个三角嵴永远同时接触是不可能的，这样便难以保证力的轴向。因此，余留牙体组织需保护时，剩余牙周组织需保护时，应让牙尖顶与相对宽大的窝底相接触，窝底是浅凹形的，建立点状或点面状殆接触，非常有把握消除侧向力，只产生轴向力。

2. 其他型骨吸收 牙体缺损到龈下，为边缘设计而需要做冠延长术，根据术式的切除量的多少会有一壁或三壁不同程度的骨丧失；牙髓牙周联合病变治疗不及时愈合欠佳，根分歧下骨吸收后，对多根牙来说，不同根支持力丧失的程度是不一样的；非水平骨吸收，某根的骨壁或某个壁的骨丧失较重时。均须依据不同情况，作出对患牙的具体判断与具体的殆接触设计。

如前言中述及的病例2，左上6有约1/4的水平骨吸收，但因解剖外形与根长短不同的原因，近中颊根骨吸收已有1/2根长，原烤瓷冠ICP的殆接触为：近中颊尖2个单元；近中舌尖2个单元；远中颊尖1个单元且侧方殆时左上6组牙功能殆接触的部位在近中颊尖上。所以，支持力最差的近中颊根成了负担最重的根，所以患者感觉不适。该牙如为C型牙体缺损应这样设计殆接触：近60岁的人，正常情况下左上6会有12个单元有殆接触，C型缺损减1/2单元数，保留6单元，按该牙的情况，应该保留在近中舌尖与远中区域，既能维持自身的三维稳定，又能维持与左下6、7的原有殆关系，还避开了最弱的近中颊根。侧方殆时，仅远中颊尖远中舌斜面与下7近中颊尖颊斜面建立接触，左下6侧方殆时与左上5有接触。

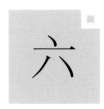

六 牙根抗力下降后冠𬌗接触的设计

需做冠的牙，牙根也产生了变化。失髓牙牙根脆性增加，抗力下降是最多见的。牙根主要由牙本质构成，其不耐拉应力的特性在失髓后更加明显。当然失髓后抗压强度也会下降。因而，仅失髓本身便可成为需减少根弯曲受力的充分理由。而使根弯曲的主要原因便是侧向𬌗力。根横折主要是根受侧向𬌗力过大造成的；根纵折主要是桩受的侧向𬌗力过大造成的。无论横折还是纵折，失髓修复后牙根折断的发生率远远高于活髓牙，说明了前者抗力下降的事实，减少根折的唯一方法只能是尊重这个事实，使其受力也相应减少。

根据对𬌗情况，结合牙体缺损情况与牙周情况，与其他还存在一些使牙根抗力下降的原因：不能包被的根面龋，不可见的冠折裂时延伸至根的微裂纹，RCT时的预备与受力，都有可能减弱结构，降低抗力。ICP与侧方𬌗接触的设计需参照四、五中的方法酌情降级处理。在四、五、六三种情况下，有侧方𬌗接触的，还可应用的一个临床检查手法是：用示指肚接触在患牙冠颊面与前后两颗牙颊面上，感觉侧方𬌗时该患牙的动度，动度应小于其他牙。

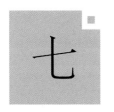

七 磨耗、过萌、短牙弓等问题与冠𬌗接触的设计

1. 𬌗面外形的磨耗改变与𬌗接触　𬌗接触的设计不能不考虑𬌗面外形的变化。除发育因素外，牙齿𬌗面的磨耗是改变𬌗面外形的主要原因。按B.H.Smith 8级分类，为做冠就诊的患者，多数在2～5级之间。随着磨耗的进行，从1～3级每个接触点的范围在逐渐扩大以至不同接触点之间产生融合；牙本质暴露后，从4～6级，暴露的牙本质处又脱离接触。再进一步磨耗，又产生全𬌗面的𬌗接触。在这样的变化之中，冠的𬌗接触设计怎样作？作好的𬌗接触设计应不应与对𬌗牙产生同步的磨耗？磨耗后还能否保持原有的𬌗接触设计？

（1）Smith 1、2级磨耗时，建立𬌗接触是很方便的，产生3级磨耗后，冠的尖与对窝建立接触要比冠的窝与对𬌗的尖建立接触要容易一些，但也不是做不到，需要将窝底抬高一些。上下颌均为4级磨耗时，𬌗面深窝不明显，以冠的钝尖的面接触对𬌗面。原广泛磨耗面的接触不可用。原则上按设计的𬌗接触单元做，对𬌗牙上有尖对其尖，无尖对其窝。但有时对其窝也有困难。有的人产生4级磨耗后，牙本质先暴露的牙产生进一步磨耗的速度会大于牙本质未暴露或后暴露的对𬌗牙，表现出"先入为主"的磨耗特点。临床表现

为釉质完整的高牙尖与对𬌗牙本质大块暴露的深窝，可为上尖对下窝，也可为下尖对上窝。严重者成窝的牙磨耗齐龈，窝底低于牙龈水平。这时做冠的原因多因牙本质过敏、隐裂、牙髓炎等。因对𬌗牙过萌过多，𬌗平面𬌗曲线均有改变，往往需要上下一起做来恢复正常的𬌗面位置，这样𬌗接触的设计反倒好办了。牙体完整，牙周正常，按A型设计即可。

（2）做好的冠，设计好的𬌗接触也是会变化的。进行了𬌗接触设计的冠戴入口内后，所设计的𬌗接触能保持多久呢？患牙作冠前、缺损前，𬌗面是其牙列原有的个性𬌗型的一部分，所有的人造修复体的𬌗面对于患者来说都是一个"被迫接受𬌗型"。修复体戴入口内后，回归原来的个性𬌗型是必然的趋势。

未进行𬌗接触设计的冠，前已述及，可能会通过过萌、创伤、牙移位与磨耗来回归，磨耗量大。而进行了𬌗接触设计的冠，仅需极少量磨耗即可回归个性𬌗型。

用高度耐磨的材料维持长期不变形，是不对的。在可以良好保证冠的其他性能要求的前提下，与对𬌗牙保持同步的磨耗是最合理的做法。而磨耗后原有的𬌗接触设计则必然会变化。变化是原位接触范围

的扩大。而且几年、十几年后产生这种变化，应该是正常的。我们同样也不能限制对𬌗牙不改变。我们所能做的是根据对𬌗牙的釉质、牙本质情况，选择不同硬度及强度的材料，如金合金常用的是Ⅲ型，如有特殊要求，也可选Ⅳ型或Ⅱ型来与对𬌗牙匹配。这时还需注意的是长期使用的冠支持尖处产生磨穿的问题。在不露髓的前提下（失髓牙没此问题），在功能尖处预备出提前量，使冠的功能尖即使被磨平后也可保持相当的冠的厚度，便可使全冠继续良好地使用下去。

2.对𬌗牙的过萌及𬌗接触 要做冠的牙，如缺损不久，对𬌗牙不会有明显的过萌。如缺损久了再修复，处于三维动态平衡中的相对𬌗的牙都处于变化之中。过萌是难免的。过萌后的牙，其𬌗面外形的任一部分离开了原来的𬌗平面位置都会部分或全部丧失其生理意义。如原有的某个磨耗平面，可能在过萌中偏了舌侧、颊侧或近远中，如不加以适当改正，便有可能形成𬌗干扰。过萌量较大，边缘嵴高出邻牙后，整个𬌗面外形都要重新设计了。可酌情调𬌗解决，正畸或失髓做冠。𬌗接触的设计便要与相对𬌗的牙一起考虑了。

3.短牙弓、短牙根与𬌗接触 对于短牙根的牙列来说，尽量保持牙列的完整性比长牙根的牙列更有必要。原有𬌗力分布的任何改变都有可能超出某颗余留牙的耐受力。

不可过分相信短牙弓的成功率，尤其短牙根时。天然牙列有一种天然的保护机制，从最后一颗牙向前，临床冠越来越长。最后磨牙在Ⅲ类杠杆的末端，距力点最近，受力最大，因而虽然7比6萌出晚好几年，一般十几年后𬌗面磨耗却重于6。但健康状态下，7比6的临床冠要短，8比7的临床冠要短，而形成一种保护。丧失7、8的保护及分担𬌗力，让6一下子置于Ⅲ类杠杆的末端，在𬌗接触的设计时要减轻𬌗力，尤其是在侧方𬌗时。

如此多的牙创伤让我们不可过分相信本体感受器的作用。牙周膜增宽，根尖区吸收，牙齿松动并不是一次𬌗创伤能造成的，有知觉应该停止创伤才对，为什么患者竟毫无知觉？

短牙弓6做冠时，如果又兼6短牙根，侧方𬌗时的组牙功能一定不能不加考虑。组牙功能的侧方𬌗可以重新设计，做法如前所述；可按牙根的长短来重新决定一侧侧方𬌗的受力分布，让受力的顺序重新排列；甚至可以重新建立尖牙保护。前言中病例1的6做冠后松动，就是短牙弓、短牙根侧方𬌗力超出牙周耐受力造成的。拔7没错，7已不可修复。给6做冠也没错，避免了6牙折。但7颊侧半保留时能分担𬌗力，6便不是最末端。6有缺损，𬌗力不重，做了冠，建立了𬌗接触，如不是短牙弓、短牙根则问题不大，但该患者偏偏是因此造成了创伤。因此，发现短牙弓又兼短牙根时，该牙做冠时，侧方𬌗接触的设计一定要减小范围、推迟时间。

4.兼有楔状缺损时𬌗接触的设计 楔状缺损是一类特殊的缺损，尤其要加以小心，深度达继发牙本质后相当于又缺损了一个壁，在牙体内部其原有的应力状态是否还造成了不可见的微裂纹在临床上是难以判断的。因其缺损的龈壁多齐龈，修复体边缘不易达到缺损边缘下方1.5mm，如能做冠延长术较好，但冠延长术会加大不良冠根比。如缺损发生在上舌下颊壁则更危险。最好按D型设计侧方𬌗的𬌗接触。

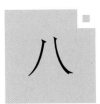

八 后牙固定桥𬌗接触的设计

固定桥修复后，基牙不仅要承受自身的𬌗力，还要承受桥体的𬌗力。因此，应根据基牙的支持（能）力来设计固定桥的𬌗接触，在不使基牙产生创伤的前提下，来满足功能要求。但是，这一合乎逻辑的要求是不容易做到的。1926年，Ante医生提出"基牙牙周膜面积的总和应等于或大于缺失牙牙周膜面积的总和"，这是固定桥设计的基牙选择理论中最了不起的发明，后来Tylman，Jepsen，魏治统等人的研究证实了该理论的正确性，并补充修正了若干内容以使其可以在不同缺损情况下应用。当缺隙两侧基牙的支持力被认为不足时，增加基牙是最容易被想到的做法，也得到了广泛的认同。但是，根裂、根折与骨吸收依然时有发生。如果说一副总义齿恢复了约60%真牙列的功能，人们能够认可的话；而对于一个固定桥如仅能恢复原区段的80%的功能，似乎满意的人不会很多。必须要恢复100%的功能？根裂、根折的风险是由患者承担的，增加基牙所承受的痛苦与多出的费用也是由患者承担的。所以，特殊情况下增加基牙固然是必要的；而一般情况下能够降低风险的做法更应该是值得提倡的，而不应一味地增加基牙。但是，如何做便能降低风险，具体

到每一个患者的固定桥，究竟恢复多少功能才是合适的？这首先需要对基牙的支持力作出较为准确的判断，而判断基牙的支持能力则需要在前辈们的理论基础上进一步细化与个性化；而相应的𬌗接触的设计则需要𬌗学与力学的进一步深入分析了。

一般认为，完整牙列时，进食一般食物只动用了牙齿可耐受的最大𬌗力（或称支持力、牙周耐力）的一半，剩余的一半通常被称作牙周潜力。固定桥基牙的牙周潜力是固定桥修复的生理基础，没有这个基础，桥体便不能恢复功能，但是，为降低风险，基牙的牙周潜力是不宜全部动用的，如需适当保留一些储备，得留多少为好呢？这又如何与𬌗接触的设计联系起来呢？

（一）基本理论

1. 基牙不可能永远有相当于最大𬌗力1/2的牙周潜力　基牙的牙周耐力或基牙所能承受的总的最大𬌗力值是不变的。但牙周潜力并不是固定不变的。牙周潜力作为一个概念来应用是正确的，但不能固定为一个值。不同人的饮食习惯是不同的，同一人也不会永远食用相同质地的食物。因

而，在不同人之间，在同一人进食不同食物的时候，即使是同牙位的基牙的牙周潜力也不可能是一个固定不变的值。也就是说，牙周组织不会永远储存有与任何情况下的验力大小都相当的牙周潜力。食物软时，牙周潜力很大；食物硬时，也许会不到1/4甚至更少。

2. 做了固定桥后，必然会动用基牙的部分牙周潜力，但不应动用基牙的全部牙周潜力。

按文献记载，中国人下颌5的最大验力约35kg，下颌7的最大，验力约45kg，下颌6略高于下颌7。其咀嚼一般性食物所需的30kg左右的力量一分散，如下颌5、6、7都在，每颗牙仅承担10kg左右，牙周潜力还很大。如果一位患者下颌6缺失，下颌5～7桥修复后，同样大小的验力如平均分担到下颌5～7上，下颌5～7各自动用了一些牙周潜力，下颌5仍有一半的牙周潜力，下颌7则还有近70%的牙周潜力。

但如果一位患者因发育原因，冠根比不太好，根也不长，还有一些骨吸收。可能下颌5的支持力只有20kg，下颌7也只有25kg。仍是需30kg才可嚼碎的食物，下颌5、7的牙周潜力就没多少了。如果嚼一块需要约40kg的力才可嚼碎的食物，基牙就危险了，要动用全部的牙周潜力了，极易引起创伤，造成骨吸收。

由此可见，固定桥只要咀嚼各种食物时所用的验力小于基牙的牙周耐力，即不动用基牙的全部牙周潜力，那就是安全的。但我们难以要求患者，多数患者也无法做到。为避免固定桥失败，永远小心谨慎地不让验力超过基牙的牙周耐力。准确地判断基牙的状况，靠桥的设计来适当保留一些储备是必要的。但是，难以精确地用

文字表述是基牙受多大力？桥体受多大的力？什么样的力？得靠计算。

3. 如以相当于1/2牙周耐力作"牙周潜力值"，按计算，只动用"牙周潜力"的1/2是比较安全的，即应保留牙周耐力的1/4作为安全储备。

最大验力（牙周耐力）－许用验力＝牙周潜力。

"许用"一词来自力学，意即"为安全起见，允许应用的……"之意。涉及力，涉及量级，显然这类问题用数学表达比较方便。

将最大验力用力学中的一个代表极限应力的符号σ_u（西格玛u）来代表，许用验力用许用应力的符号〔σ〕来代表。但上边等式中有两个未知数：许用验力与牙周潜力。数学方法是通过设定一个常数或系数减去一个未知数。正好桥梁力学有一个系数：安全系数n，是在桥梁设计时重点要考虑的，而且n=σ_u/〔σ〕。按照桥梁力学的要求，安全系数应＞1。在这里完全可以应用此概念，＞1则意味着还保留了一部分的牙周潜力；而＝1正好可代表动用了全部牙周潜力；＜1则超负荷了。这样，用于固定桥，以上等式可数学表述为：σ_u/〔σ〕＞1，多么简明，并可精确计算。

计算如下：进食豆类，果仁等**单粒较坚硬**的食物时，食物被咬碎之前固定桥的受力为局部受力，在力学上叫集中载荷（图8-1）。其他类均质条块状较软食物咬碎前与所有食物的研磨阶段，固定桥的受力可看作为分布全验面的受力，在力学上叫分布载荷（图8-2）。

仍以下颌5～7桥为例。以周书敏教授测量的中国人的最大验力值为σ_u，设不同性状的食物从最软的到最硬的需要5级不同大小的许用验力（相当于最大验力的

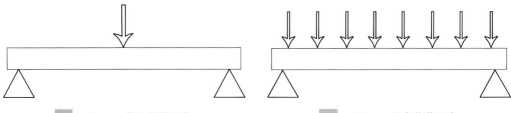

图8-1　集中载荷示意　　　　　　　图8-2　分布载荷示意

几分之几），分别计算集中载荷与分布载荷两种受力条件下，多大的许用骀力时的安全系数是多大？集中载荷时假设为桥体处受力，这时上颌6的最大骀力限制决定了下颌5～7桥的许用骀力，与分布载荷的计算结果一起列于表8-1。

结果表明：①固定桥受集中载荷时很安全，咬碎单粒状食物时，只要对骀牙受得了，固定桥没任何危险：最大骀力时，仍有将近2的安全系数，说明这时下颌5～7储备有相当于1/2的牙周耐力的牙周潜力；②分布载荷时的安全界限应为$1/2\sigma_u$。其一，有60kg左右的总力值，嚼碎绝大部分食物需要的力应该在此范围，其二，在60kg时尚有1.30的安全系数，大约动用了"牙周潜力"的一半，是比较安全的；③把固定桥当作真牙列设计与使用是很危险的。许用骀力在2/3最大骀力时，安全系数就已＜1了，已动用了全部牙周潜力。$[\sigma] = \sigma_u$时，则严重超负荷了。

即使我们不用周书敏教授的测量值，而以Haber或其他人的测量结果来计算。

■ 表8-1　不同大小骀力时下颌5～7固定桥的安全系数（n）

			下5	桥体	下7	合计	n
最大　力σ_u			36.85	0	43.76	80.61	
6 缺 失 修 复 后 $[\sigma]$	集 中 载 荷	$1/3\sigma_u$	0	15	0	15	5.37
		$1/2\sigma_u$	0	22	0	22	3.66
		$2/3\sigma_u$	0	30	0	30	2.69
		$3/4\sigma_u$	0	34	0	34	2.34
		σ_u	0	44.93	0	44.93	1.79
	分 布 载 荷	$1/3\sigma_u$	12	15	15	42	1.92
		$1/2\sigma_u$	18	22	22	62	1.30
		$2/3\sigma_u$	25	30	29	84	0.96
		$3/4\sigma_u$	28	34	33	95	0.85
		σ_u	36.85	44.93	43.76	125.54	0.64
桥体减径			36.85	0	43.76	80.61	1.00

如以 60 ~ 70kg 作下颌 6 或 7 的 σ_u，安全界限应为 $1/2\sigma_u$ 的结果也是一样的。保留 1/4 的牙周耐力作安全储备或动用 1/2 的"牙周潜力"在理论上是比较可信的。

将食物性状分作 5 级的作法，从结果上看，比较实用，$[\sigma] = 1/3\sigma_u$ 时，$n \approx 2$，基牙过分安全，而咀嚼效率可能会太低。$[\sigma] = 2/3\sigma_u$ 时，$n \approx 1$，基牙处于危险边缘。介于其间的 $1/2\sigma_u$，$n = 1.3$，既安全，又不浪费（保留过多的牙周耐力储备即意味着浪费）。再细的分级临床意义不大。

这样，从理论上我们便有了后牙固定桥拾接触设计或基牙受力的目标：嚼单粒坚硬食物时不必担心，由对拾牙的本体感受器来调节。嚼其他食物时不动用基牙的全部牙周潜力，保留约 1/4 的牙周耐力作安全储备。但是，同为固定桥适应证，不同个体间牙周耐力与牙周潜力的大小是各不相同的。牙周耐力大，牙周潜力大，安全界限可定高些；反之，需定低些。

（二）后牙固定桥拾接触的设计

后牙固定桥拾接触的设计应是这样一个思路：对基牙牙周耐力与牙周潜力的判断在先，许用拾力的设计在后。具体则是分布载荷的许用拾力需要设计。

1. 基牙的分级　在固定桥适应证范围内，根据牙周耐力与牙周潜力的大小可对基牙作如下分级。

一级：牙周耐力好，牙根长而粗、直；临床冠根比 1∶2；位置正；无牙槽骨吸收。

牙周潜力大，无磨牙症；不吃硬食；缺牙间隙小于等于同名牙。

二级：牙周耐力中等，牙根长较细或有弯曲；临床冠根比 2∶3；位置正；无牙槽骨吸收；牙周潜力中等，无磨牙症，但磨耗较重；软硬食都吃；缺牙间隙等于同名牙。

三级：牙周耐力低，牙根细或粗短、弯；临床冠根比 1∶1；有轻度倾斜；有少量骨吸收；牙周潜力小，磨耗重，并怀疑有磨牙症或不良习惯；喜硬食；缺牙间隙大于同名牙。

从周书敏教授当年测试的群体结果的标准差看，磨牙在 ±5 ~ ±13kg 之间，可知正常不同个体间牙周耐力的大小区别是很大的，波动在 27kg 到 53kg，最低与最高的相差近一倍。可见，应用 Ante 氏理论也好，辅以其以后的修正理论也好，面对一个具体的牙列缺损时，对基牙支持能力的进一步细化与个性化分析是很有必要的。

在我们的患者群体里，以二级者居多。高一级耐力，低一级潜力者有；高一级潜力，低一级耐力者也有。定级时，就低不就高。

2. 许用拾力的设计　以下颌 5 ~ 7 桥为例。

1）$1/2\sigma_u$ 的许用拾力标准：用于二级基牙。固位体、桥体拾面上恢复基牙分布载荷最大拾力的 1/2。

2）$2/3\sigma_u$ ~ $1/2\sigma_u$ 的许用拾力标准：用于一级基牙。

3）$1/2\sigma_u$ ~ $1/3\sigma_u$ 的许用拾力标准：用于三级基牙。

3. 拾接触的设计　许用拾力的设计是靠拾接触的设计实现的。二者之间如何可以实现定量的转换，同样也可靠计算来说明。按分布载荷概念：能嚼碎某种食物的拾力分布在固定桥的拾面上，拾接触面积的大小决定了基牙所受的总拾力的大小。以两种食物为例，一片炒豆腐，一片炒肉片，都是 3mm 厚，分别放置在下颌 5 ～ 7 桥的殆面上。如嚼碎豆腐仅需 $10g/mm^2$ 的力，而嚼碎肉片需 $100g/mm^2$ 的力，如该殆面的面积上都有殆接触，为 $(7 \times 8 + 11 \times 10 + 10 \times 10) = 266mm^2$，则固定桥殆面上的豆腐第一次被嚼碎仅需 2.7kg，而肉片则需 27kg 的力。按下颌 5 ～ 7 的牙周耐力，吃这两种食物显然并不需要减少分布载荷的殆力，即使全殆面受力也不会超负荷。所以小力值范围的受力不必考虑。但如果吃另一种食物需要 $400g/mm^2$ 的力时，(27×4) 108kg 的力量如果不减，对于患者会有一定的危险。产生创伤性骨吸收还是比较小的损失，产生根裂、根折则是不可逆的，只有拔牙了。没有人知道什么时候会产生超负荷的力量，患者戴牙几个月之后，越合适，便越会大意。唯一的办法是在做牙时便设计好，把产生创伤的概率降低。我们无法控制患者不吃需要 $400g/mm^2$ 力的食物，我们能做的只能是当他吃这种食物时，受力面积即殆接触面积小于 $266mm^2$。如能减至 $200mm^2$ 则总力值还有 80kg；如再减至 1/2（$130mm^2$），则总力值便只有 54kg 了。虽然这样做的代价造成了患者进食时，需要增加咀嚼次数来代偿"浪费的"此时被保留的牙周储备；但却避免了当进硬食时而有可能造成的超负荷。牙折在一瞬间，根折了，固定桥牺牲了，代价更大。

既然减少固定桥与对殆牙殆接触的面积，便能减少分布载荷的殆力。嚼碎近似于均质的食团或食物时，在有殆接触的面积上，可看作分布在每个单位殆接触面积上的力量大小是基本相同的。但在临床上，测量面积不方便，可利用解剖标志作判断。第二章已述磨牙可分成 16 或 14 个单元，前磨牙分成上 8 下 8 或 6 个单元。这样对于分布载荷来说，每个单元的功能是一样的，大小是近似的或可以划分成近似，我们便可以用单元的数量来代表可能产生的力值。基牙全殆面上的单元代表了最大殆力值 σ_u；而设计选定要建立殆接触的单元数则可代表许用殆力〔σ〕。临床设计时，关键要尽可能准确地判断出基牙与缺失牙原有的殆接触单元部位与范围；基牙的分级比较好定；许用殆标准也有了；用基牙总单元数乘以该标准的系数（分级）就得出了确定要建立的殆接触单元数。正常殆系时，部位要分布在基牙与桥体的全殆面上的原殆接触部位，并尽量用原形态建立殆接触。

临床操作程序如下：

①备牙前，口内观察，根尖片观察，取印模，灌模型。

②牙体制备，取殆记录，取工作印模，灌工作模型，戴临时桥。

③研究模型上的基牙、对殆牙、同名牙，判断原牙位的殆接触部位与范围，作详细殆图标记。

④确定基牙的分级，许用殆力标准。

⑤确定要建立的殆接触单元数、部位与范围。原则同前（第4章）：

正常殆关系时：a.在原单元内选；b.支持尖、中央窝四周首选；c.如对殆牙无过萌，要用原形态。

非正常殆关系时：参照同名牙，根据对殆关系作出相应的调整与设计。

举例说明：张某，女，49岁，左下 6 拔除一年后要求固定修复。

临床检查：左下 6 缺失，拔牙创愈合良好；左下 5、7 发育正常，位置正常，牙周健康；左上 4、5、6、7 和左下 4、5、7 正常覆殆覆盖，远中错殆多半个牙尖；左上 6 极轻度过萌；余略。

病史询问：不吃硬食，与𬌗面磨耗等级吻合，才 Smith 1 级。

基牙分级：牙根长而粗、直；临床冠根比 1：2；位置正；无牙槽骨吸收。（图8-3）无磨牙症；不吃硬食；缺牙间隙≤同名牙。

结论：一级基牙。

许用𬌗力标准：2/3σ_u ～ 1/2σ_u。

标记基牙原𬌗接触部位与范围（图8-4）。

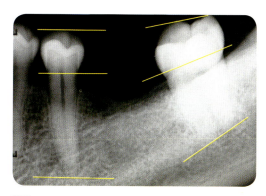

图8-3　患者张××，左下6拔除一年，一级基牙

分析缺失牙原𬌗接触部位与范围（由对𬌗牙与𬌗关系判断）（图8-5）

确定要建立的𬌗接触

σ_u　左下 5　6单元

　　左下 7　16单元　共22单元

〔σ〕2/3 × 22 = 15

　　1/2 × 22 = 11　　　可定13个单元

交技工室制作，附上原记存模型与𬌗图。临床试戴检查、粘固后𬌗接触情况（图8-6）。

以上理论与做法，与经典"桥体减径"的理论与做法的目的并不矛盾。分析如下：

（1）桥体减径，目的是为了"减少桥体𬌗力"，办法有三个：

1）"减小桥体的颊舌径宽度"，其至可至"原天然牙宽度的1/3至1/2"：分析这是减面积，减外侧单元数。但这里存在一些问题：①桥体减径=减𬌗面面积≠减𬌗接触面积。如原𬌗面面积有110mm^2，其中有𬌗接触面积为40mm^2。桥体减径后余下80mm^2，但建立的𬌗接触面积有60mm^2。这减径是有用还是没用呢？②减1/3时，如

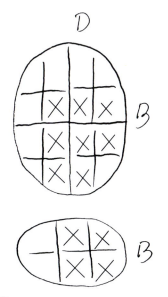

图8-4　患者基牙原𬌗接触部位

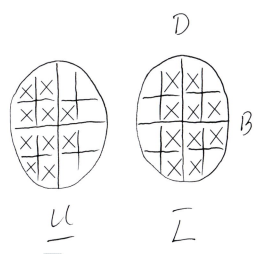

图8-5　缺失牙原𬌗接触部位

果是下桥，则覆盖加大，反覆盖减小，而易咬舌。如果是上桥，则覆盖减小，反覆盖加大，而易咬颊；③减1/2时，是不要覆盖？还是不要反覆盖？还能保证对殆牙的稳定吗？

2）"加大桥体固位体之间的舌外展隙"：分析这也是减面积，相当于减近远中边缘处有些单元与单元的一部分。

3）"加深颊舌沟和加深副沟"：分析等于减单元的大小，这些沟通过的区域的单元与对殆接触的区域范围都减小了。

（2）桥体减径理论疏忽了一个重要的内容："减少桥体殆力"并不能减少基牙受力，殆力不仅仅是桥体殆面的事，而是固定桥全殆面的事。表8-1的计算结果表明：如果仅靠桥体减径来减轻殆力，即使

桥体受力为0，安全系数也不可能＞1；而桥体又怎么可能不受力呢？

本章的病例是一例磨耗轻的患者，左下5、7原有12个单元有殆接触，而最高允许14个单元，桥体上仅2个殆接触单元，对殆牙又如何保持稳定呢？所以，无论从减轻基牙负担还是从建立殆接触考虑，固位体殆面上的殆也必须减才行。

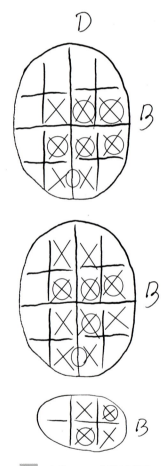

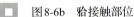

图8-6a　固定桥粘固后殆接触状况

图8-6b　殆接触部位